現場で使える

杉山卓也
Takuya Sugiyama

薬剤師・登録販売者のための
漢方相談便利帖

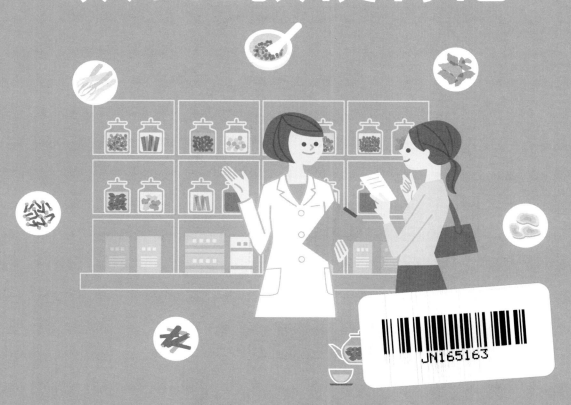

はじめに

　本書は、漢方薬に興味があり、漢方薬の知識を深めてスキルアップに役立てたい、あるいは将来、漢方専門薬局で働きたいと考えている薬剤師・登録販売者に向けて、勉強のコツや健康相談（カウンセリング）をする時のポイントなどを紹介した本です。
　現在、消費者が市販薬などを活用して自分の健康を管理する「セルフメディケーション」が進んでいます。街の薬屋さん、そしてその店頭でお客様から病気や不調の相談を受け、薬の効果や使い方を説明する薬剤師・登録販売者の重要性は、今後ますます高まるでしょう。
　多くの薬剤師や登録販売者が普段の仕事で扱っているのは、西洋医学に基づく医療用医薬品や一般用医薬品（市販薬、OTC医薬品）が中心だと思いますが、漢方薬（あるいは生薬が含まれた西洋薬）を扱うこともあるでしょう。薬剤師や登録販売者が漢方医学・中医学の知識を身につけると、薬局・薬店にいらしたお客様の体質や病態、症状が起きている原因などが、よりわかるようになります。販売するのが西洋薬でも漢方薬でも、そうした見極めができることはとても重要です。また、例えば「食欲不振と不眠」「アトピー性皮膚炎と花粉症」「冷え性と脱毛症」……など、一見バラバラな複数の症状を訴えているケースなどは、1つの処方で複数の症状に対応できる漢方薬のほうが有用な場合もあり、漢方薬の効能効果や正しい飲み方、適正な選び方を知っておくと役に立ちます。

　私は現在、漢方専門薬局で、カウンセリングに基づいてお客様に適した漢方薬を販売する仕事をしていますが、薬剤師になった当初は、大手チェーンの調剤薬局に3年間勤務しました。処方箋調剤は、薬剤師としてはおそらく最もポピュラーな業務形態です。私も、医師が処方した内容に沿って間違いなく調剤し、お薬の情報を患者さんに伝え、その健康状態を薬歴に記載して……という業務に、日々勤しんでいました。
　しかし、次第に「もっと自分の意志を持って、患者さんの症状改善に関わりたい」と思うようになりました。私の生まれ育った実家は漢方専門薬局で、医師の処方ではなく薬剤師自身の判断で選んだお薬（漢方薬）でお客様の病気と向き合える現場でした。その醍醐

味を自分も体験してみたい、という思いが強くなったのです。そこで、調剤薬局を退職し、実家とは別の漢方専門薬局で2年間修行を積みました。

　修業を始めてまず感じたのは、「漢方は、どうやって学んだらいいのだろう？」ということでした。漢方薬局で修業といっても、従業員として働くことが主体ですから、漢方の理論や漢方薬の知識は、基本的に業務時間外に自分で身につけなければなりません。書籍を何冊も読み、いくつものセミナーにも参加しましたが、西洋医学よりも長い歴史を持つ漢方医学・中医学の世界のどこから手をつければよいのかわかりませんでした。結局、自己流での勉強を余儀なくされたのですが、当時、試行錯誤した経験をもとに、「効率的な勉強の手順」や「やってはいけない勉強法」などを本書の2章で紹介しています。

　また、私が漢方薬を販売する仕事を始めて最も苦労したのが、「お客様への相談対応」でした。理論や処方の考え方はコツコツ学べますが、知識が身についても、健康相談の場面でそれをうまく活かせないのです。何度も失敗しながら、カウンセリングに欠かせない「相談力」を磨き、現在は多くのお客様に漢方薬の効果を実感して喜んでいただけるようになりました。その中で見つけた、漢方薬のカウンセリングの勘所のようなものを3章にまとめています。

　実家の薬局を継いだ後、自分自身の勉強にもなると思い、小さな漢方のセミナーを始めました。数名の参加者しかいない時も休むことなく毎月コツコツと回数を重ね、10年が過ぎた今では、おかげさまで1クールに100名を超えるお客様に向けて年間130本を超えるセミナーを開催するようになりました。

　セミナーの受講者には、「漢方や中医学を学びたいが、何から始めればいいのか？」「勉強を始めたが、覚えることが多すぎて挫折しそう……」「できるだけ短時間で、漢方相談のコツをつかみたい」といった薬剤師さん、登録販売者さんが多いのですが、本書もそうした方々に「とっかかりの書」として役立てていただければと思っています。

　それゆえ、できる限り難しい用語は用いず、専門用語を記載する場合もなるべく注釈を

入れるようにしました。掲載した生薬や漢方薬もあえて数を減らし、現場で頻用されるであろう主要なものだけを厳選しています。また、私自身が学んだ中医学の知識をもとに執筆していますが、「漢方医学」と「中医学」のどちらを学ぶ人でも問題なく読める記述を心がけました。本書で漢方薬や漢方薬を扱う仕事の概要をつかんでいただき、さらに専門的な書籍等で知識を深めていただければ幸いです。

　本書が、店頭で相談対応をしたり、調剤業務で漢方薬を投薬する際の「はじめの1冊」になり、1人でも多くのお客様や患者様の健康に寄与できれば、これに勝る喜びはありません。

2018年2月

杉山卓也

もくじ

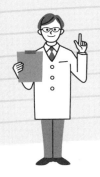

はじめに　3

1章　漢方がわかるようになりたい！

❶ 漢方薬を扱う薬局・薬店とは？ ……… 12
❷ 店舗の種類によって扱う漢方薬も違う？ ……… 14
❸ 漢方専門薬局と調剤薬局の仕事の違いは？ ……… 16
❹ まずやること① 漢方薬による治療の性質を理解する ……… 18
❺ まずやること② 現場で頻用される漢方薬を理解する ……… 20
　コラム　漢方専門薬局の仕事の流れ ……… 22

2章　漢方の知識を効率よく身につけたい！

❶「漢方医学」と「中医学」……… 24
❷ 効率的な学び方と避けるべき勉強法 ……… 26
● 頻用される漢方の用語を理解しよう ……… 28
　気血水／陰陽／五行／虚実／表裏／寒熱／五臓六腑

　コラム　漢方を学ぶことは「健康的な生活法」を学ぶこと ……… 41

❸ 病気は6つの病態と6つの原因から理解する ……… 42

コラム　病態や五臓の状態に対応する薬効のカテゴリ ……… 49

● 主な生薬の性質と薬効別分類 ……… 50

【補気・健脾（補脾）】　人参／大棗／黄耆／膠飴／白朮／山薬／甘草

【補血・活血】　当帰／地黄／芍薬／川芎

【補腎益精】　地黄／山薬／山茱萸／牛膝／車前子

【疏肝・理気】　柴胡／陳皮／枳実／薄荷／木香／香附子／蘇葉

【清熱】　黄芩／黄連／黄柏／山梔子／大黄／石膏／連翹／牛蒡子／知母／竜胆

【生津潤燥・潤肺】　麦門冬／天門冬／栝楼根／百合／枇杷葉

【安神】　竜眼肉／酸棗仁／遠志／竜骨／牡蠣

【駆瘀血】　牡丹皮／桃仁／紅花／延胡索

【利水・化湿】　茯苓／沢瀉／厚朴／白朮／蒼朮／牛膝／車前子／猪苓／薏苡仁／防已

【去痰・止咳】　桔梗／半夏／五味子／杏仁／竹筎

【解表】　葛根／麻黄／桂皮／防風／荊芥／白芷／蘇葉／辛夷／独活／蝉退／生姜

【消食化積】　山査子／麦芽／神麹

コラム　食べ物や生薬に存在する「五味」「五性」 ……… 59

コラム　えっ！こんなものも漢方薬になるの !? ……… 60

● 主な漢方薬の処方解説（50音順） ……… 62

安中散／温清飲／温胆湯／黄連解毒湯／葛根湯／葛根湯加川芎辛夷／加味逍遙散／帰脾湯／銀翹散／荊芥連翹湯／桂枝加朮附湯／桂枝湯／桂枝茯苓丸／香蘇散／牛車腎気丸／五淋散／五苓散／柴胡加竜骨牡蠣湯／柴胡桂枝湯／酸棗仁湯／滋陰降火湯／四逆散／四物湯／芍薬甘草湯／十全大補湯／十味敗毒湯／小柴胡湯／小青竜湯／消風散／辛夷清肺湯／参苓白朮散／清上防風湯／大黄甘草湯／沢瀉湯／治打撲一方／釣藤散／猪苓湯／桃核承気湯／当帰飲子／当帰四逆加呉茱萸生姜湯／当帰芍薬散／人参湯／麦門冬湯／八味地黄丸／半夏厚朴湯／半夏瀉心湯／半夏白朮天麻湯／平胃散／防已黄耆湯／防風通聖散／補中益気湯／麻黄湯／麻杏甘石湯／麻子仁丸／抑肝散／六君子湯／竜胆瀉肝湯／苓甘姜味辛夏仁湯／苓桂朮甘湯／六味地黄丸

コラム　漢方薬はメーカーによって効果が違うってほんと？ ……… 96

コラム　西洋薬や他の漢方薬との飲み合わせで注意すべきこと ……… 97
❹得意分野にしたい！ 相談が多い疾病とそのポイント ……… 98
❺仕事をしながら漢方を学ぶには？ ……… 120

　　　コラム　漢方薬は子どもでも飲める？　何歳から飲める？ ……… 122

3章 漢方薬のカウンセリング技術を上げたい！

❶漢方の健康相談の流れ ……… 124
❷相談に来るお客様を理解する ……… 126
❸漢方薬の知識があっても実務がうまくいかない？ ……… 128

　　　コラム　聴くことに徹底したらリピートが増えた ……… 129

❹聴き取りで大切な3つのポイント ……… 130
❺質問の仕方で信頼感が変わる ……… 132

　　　コラム　話が脱線しやすい人には？ ……… 133

❻証を見極めるために確認すること ……… 136
❼相談スキルを上げるために意識したいこと ……… 138
❽相手に伝わるアドバイスの仕方 ……… 140

　　　コラム　漢方薬の効果的な飲み方とは？ ……… 142

❾ こんな時どうする？① 選択する漢方薬を絞り切れない ……… 144
❿ こんな時どうする？② 漢方薬で副作用が出てしまった ……… 146

　　　コラム　妊娠中の漢方薬、注意すべき点は？ ……… 149

⓫ こんな時どうする？③ しばらく使っても効果が出ないと言われた ……… 150
⓬受診勧奨の判断 ……… 152
⓭漢方薬＋αのアドバイス ……… 154

コラム 気になる漢方薬のお値段 ……… 157

おわりに ……… 158

・本書で紹介する事例について・

本書では、漢方知識が少ない医療従事者または一般の方が、漢方についての勉強法、あるいは店舗での実務を具体的にイメージできるように、できる限り難しい解釈を噛み砕いて解説をしています。ただし、漢方理論および生薬や漢方薬については様々な捉え方・考え方が存在しており、本書における解釈が全てではないことをご理解の上、勉強法や漢方薬の選択過程の参考としてお読みください。

本書内容に関するお問い合わせについて

このたびは翔泳社の書籍をお買い上げいただき、誠にありがとうございます。弊社では、読者の皆様からのお問い合わせに適切に対応させていただくため、以下のガイドラインへのご協力をお願い致しております。下記項目をお読みいただき、手順に従ってお問い合わせください。

●ご質問される前に

弊社Webサイトの「正誤表」をご参照ください。これまでに判明した正誤や追加情報を掲載しています。

正誤表　http://www.shoeisha.co.jp/book/errata/

●ご質問方法

弊社Webサイトの「刊行物Q&A」をご利用ください。

刊行物Q&A　http://www.shoeisha.co.jp/book/qa/

インターネットをご利用でない場合は、FAXまたは郵便にて、下記"翔泳社 愛読者サービスセンター"までお問い合わせください。
電話でのご質問は、お受けしておりません。

●回答について

回答は、ご質問いただいた手段によってご返事申し上げます。ご質問の内容によっては、回答に数日ないしはそれ以上の期間を要する場合があります。

●ご質問に際してのご注意

本書の対象を越えるもの、記述個所を特定されないもの、また読者固有の環境に起因するご質問等にはお答えできませんので、予めご了承ください。

●郵便物送付先およびFAX番号

送付先住所　〒160-0006　東京都新宿区舟町5
FAX番号　　03-5362-3818
宛先　　　　（株）翔泳社 愛読者サービスセンター

※本書の内容は2018年2月現在の法令等に基づいて記載しています。
※本書に記載されたURL等は予告なく変更される場合があります。
※本書の出版にあたっては正確な記述につとめましたが、著者や出版社などのいずれも、本書の内容に対してなんらかの保証をするものではなく、内容やサンプルに基づくいかなる運用結果に関してもいっさいの責任を負いません。
※本書に記載されている会社名、製品名はそれぞれ各社の商標および登録商標です。

1章 漢方がわかるようになりたい！

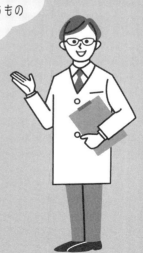

「漢方の知識を市販薬販売に活かしたい」
「専門薬局で働きたい」——
漢方を学ぶ動機は様々です。
まずは、漢方薬を扱う仕事とはどういうものかについて紹介します。

❶ 漢方薬を扱う薬局・薬店とは？

漢方薬は薬局・薬店であれば販売できます。ただし、店舗の形態や常駐する資格者によって、扱える漢方薬やその販売の仕方が変わってきます。

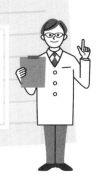

☆ 薬局・薬店の違いで取り扱える医薬品が変わる

　漢方薬を取り扱う店舗は全国にたくさんありますが、店舗の形態によって取り扱い内容が異なります。

　薬を扱う店舗には薬局と薬店があります。「薬局」は薬剤師が常駐し、薬を調剤する調剤室の併設義務があり、医師の処方箋に基づいて調剤する「医療用医薬品」と「一般用医薬品」（第一類から第三類まで）のいずれも取り扱いが可能です。

　これに対して「薬店」では、登録販売者が管理者になって開業することも可能で、一般用医薬品（第二類・第三類のみ）を販売することができます（薬店でも店舗に薬剤師がいれば第一類医薬品も販売可能）。ドラッグストアは薬店として登録しているところが多いですが、最近では薬剤師が常駐し、調剤室を併設し、薬局登録している店舗も増えています。ちなみに、漢方の「煎じ薬」は、薬局製剤許可が必要になるため、調剤が可能な薬局でないとお客様に提供できません。

　一般的に、漢方薬として分類される医薬品のほとんどは「第二類医薬品」です。したがって、薬局でも薬店でも、薬剤師でも登録販売者でも販売することができます。「漢方専門」と謳い、煎じ薬を作る機械や刻み生薬を保管する百味箪笥など、独特の機材を持つ店舗もありますが、開設申請方法や基本的な機能は通常の薬店・薬局と変わりません。つまり、**漢方薬局（薬店）を開設するための特別な申請はない**ということです。ただし、「専門」を謳うからには、深い漢方の知識とカウンセリング能力を備えたスタッフの存在が必要になります。また、店舗によっては「皮膚病専門」「子宝相談専門」など、得意とする分野を打ち出していることが多いのも特徴。お客様との健康相談やカウンセリングに30分〜1時間の時間をとっている店舗も多く見られます。

　漢方薬を扱う店舗の割合は、調剤薬局やドラッグストアなどいわゆる「町の薬屋さん」

が多く、扱う商品も市販薬（OTC医薬品／一般用医薬品）として販売されている漢方薬が中心です。お客様に商品をすすめる場合も、（西洋薬も含めた）OTC医薬品の中の選択肢の1つとして漢方薬を提案するケースが多いでしょう。これに対して漢方専門店は、全国的に数は少ないのが現状ですが、取り扱う漢方薬の種類は多く、幅広い症状や悩みに対応できます。

薬局・薬店の機能の違い

店舗形態	特徴	漢方薬の取り扱い
薬局	●第一類〜第三類の医薬品販売が可能 ●医療用医薬品の調剤も可能	●煎じ薬の調剤も可能
薬店	●一般用医薬品（第二類・第三類医薬品）の販売が可能 ●調剤は不可	●商品を箱から出して小分けで販売することはできない

> 漢方薬のほとんどは第二類医薬品なので、薬局でも薬店でも、様々な漢方薬を取り扱うことが可能です。

漢方専門店の特徴

- 漢方に関する深い知識やカウンセリング能力を持つスタッフが必要。
- 皮膚病、婦人科疾患、不妊、メンタル疾患など得意分野を持つ店舗が多い。
- カウンセリングに時間をかける接客スタイル。
- 全国的な店舗シェアは小さい。

> 病院・クリニックなどの医療機関でも、保険診療で処方ができる漢方薬（約150種類のエキス剤が中心）と、自由診療（大学病院内の東洋医学研究所など）の漢方薬とがあります。保険適用外の生薬などを用いる自由診療の場合、金額は保険診療と比べて高くなりますが、オーダーメイドの処方ができる長所があります。

❷店舗の種類によって扱う漢方薬も違う?

漢方薬には様々な剤型があります。一般の薬局・薬店では漢方製剤が中心ですが、漢方専門薬局では伝統的な漢方薬も扱います。

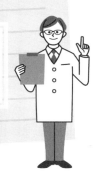

☆ 伝統的な漢方薬と漢方製剤

　OTC医薬品として市販されている漢方薬というと、錠剤や粉薬がまず思い浮かぶのではないでしょうか。実際には、漢方薬の剤型にはもっと様々なものがあります。

　例えば、**「湯薬（煎じ薬）」**と呼ばれるのは、生の生薬を乾燥させたものを刻んで、定められた分量・内容で配合し、湯や酒につけて煮詰めたものです。乾燥させた生薬を細かく砕いて粉末にした**「散剤」**、粉末にした生薬を蜂蜜などで練り込んで作り上げた**「丸薬」**などもあります。

　現在、医療現場や一般の薬局・薬店で扱われているものの大半は、**「エキス剤」**と呼ばれる漢方製剤です。エキス剤には、錠剤、カプセル剤、丸薬（この場合の丸薬はエキス剤を丸剤の形に加工したもの）、液剤、散剤（顆粒、細粒）などがあります。

　煎じ薬の最大のメリットは、添加物が入らないことと、細やかな調整がきくので服用する人にオーダーメイド的な漢方薬を用意できることです。その一方で、煎じる手間がかかることと、生薬の味がダイレクトに伝わるので飲みにくい点がデメリットといえます。煎じ薬の取り扱いは漢方専門薬局にほぼ限られます。専門的な知識が必要で、薬剤師なら誰でも用意できるというものではありません（そもそも、普通の調剤薬局では生薬の在庫がないため、漢方薬の調剤は不可能でしょう）。また、生薬の価格は年々高騰していますから、煎じ薬の価格を他の剤型と比較して高めに設定している漢方専門薬局も多いです。

　これに対して、一般の薬局・薬店で取り扱われるエキス剤は、漢方薬ごとに配合生薬の構成が規格統一されており、効能・効果や価格も均一化されているため、非常に使いやすいといえます。携帯性もよく、いつでもどこでもサッと飲むことができます。ただし、生薬の配合を細かく調整することはできないので、オーダーメイドの煎じ薬と比べると、服用する人にとってはベストではなくベターな処方選択という感じになるでしょう。もちろ

ん、エキス剤でも、本人の体質や症状に合っていて、適切なタイミングで服用すればきちんと効果を発揮します。また、OTC医薬品として商品化される漢方製剤は、葛根湯（かっこんとう）や小青竜湯（しょうせいりゅうとう）などのメジャーな漢方薬が中心です。

漢方薬の剤形と特徴

伝統的な漢方薬	湯薬（煎じ薬）	●最も自然に近い形で服用するので効果が高いとされる。 ●煎じる手間と、携帯に不向きなこと、飲みにくさがあるのが欠点。
	散剤	●煎じる手間はないが、粉末なので大量には服用できない。
	丸薬	●小さいものから大きいもの（「蝋皮丸（ろうひがん）」と呼ばれ、蝋に包んで携帯するものもある）まで、サイズは様々。 ●携帯性がよく、効果もよいために多く用いられる剤型。
漢方製剤	エキス剤	●生薬を煎じたものを一度乾燥させ、賦形剤（乳糖やデンプンなど）に吸着させたもの。 ●錠剤、カプセル剤、丸薬（エキス剤を丸剤の形に加工したもの）、液剤、散剤（顆粒、細粒）などがある。 ●多くのエキスを簡単に服用でき、携帯性もよく、飲みやすく、非常に便利なので現在の主流になっている。

> 煎じ薬とエキス剤を比較する際、焙煎したコーヒー（煎じ薬）とインスタントコーヒー（エキス剤）に例えて考えるとわかりやすいと思います。どちらにもよさがありますよね。

❸漢方専門薬局と調剤薬局の仕事の違いは？

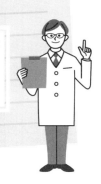

漢方専門薬局は、「相談者の症状を聴き取り、病態を判断して適した漢方薬を選ぶ」という過程がある点が大きな特徴といえます。

☆ 病態の見極めと漢方薬の選定が求められる

　漢方専門薬局では、**薬剤師自身がお客様にお渡しする漢方薬を選ぶ**という点が大きな特徴です。悩みを解決するためにお客様と一緒に進んでいく——それは、自分の力で悩める人の健康状態を改善するお手伝いができるということでもあり、それだけ大きな責任を背負うことでもあります。

　OTC医薬品を販売する薬局・薬店では、お客様が薬の相談に訪れると、薬剤師や登録販売者が症状などを聴き取って、適した商品を提案・販売します。漢方専門薬局とは、扱う漢方薬の種類や接客のスタイルも違いますが、「相談者から必要な情報を聴き取って、商品を選ぶ」というプロセスは何度も経験しているでしょう。

　一方で、医師からの処方箋を受けてお薬を調剤する業務を中心に行う薬剤師（薬局に勤務する薬剤師の多くがそうだと思いますが）の場合は、少々勝手が違うといえるかもしれません。「薬を間違いなくお渡しする」という意味では処方箋調剤も同じですが、調剤経験の長い薬剤師でも、「自分で薬を選定する」という経験はない人が大半でしょう。そのため、調剤業務に従事していた薬剤師が漢方薬の仕事をするようになると、万が一、お客様が服用された漢方薬で副作用が起きてしまった時の責任が100％自分に返ってくる、というプレッシャーを感じることと思います。

　かくいう私も、健康相談（カウンセリング）を任された当初は緊張感に押しつぶされそうになり、お客様の相談にうまく応えられずに落ち込んだ経験が何度もありました。それでも、私の場合は自分の薬局ですから、「何とかせねば！」と自分なりに相談方法を模索し続けてきました。

　また、私の薬局で薬剤師を採用した際も、「医師の処方箋通りに調剤する」という大前提から「自分で考えて薬を選ぶ」という仕事への変化に、なかなか順応できないケースが

多々ありました。彼らの悩みは**「お客様の予算を気にしすぎて、自分が本当におすすめしたい漢方薬を売れない」「2回目以降のリピートがない」「相談時に、お悩みを上手に聴き取れない」**といったものです。

「薬剤師に処方権はない」といわれますが、「処方」という言葉こそ使えないものの、薬剤師も登録販売者も「お客様の状態に合った薬（一般用医薬品）を自分で選択して販売できる」のは事実です。これをストレスに感じるか、やりがいに感じるかで、漢方専門薬局で働く上での適性が見えてくるでしょう。責任をやりがいに感じて、漢方相談業務を好きになってくれる人が増えてほしいと願っています。

調剤薬局の業務

- 医師の処方箋に基づいて間違いのない薬を調剤し、患者さんに説明しながら投薬（医師の処方なので、薬剤師の判断で薬の変更はできない）。
- 内容に疑義がある場合は、医師に連絡して確認。必要があれば訂正して調剤。
- 薬歴簿に患者情報、疾病の経過、訴えなどを記録。
- 薬剤の知識や調剤スキルは必要だが、処方に関して判断を要求されることは少ない。

漢方専門薬局の業務

- 来局したお客様の健康相談を行い、初回は「証の見極め」（30、124ページ）から適正な漢方薬を選択し、必要があれば分包などの調剤をして販売。
- 2回目以降の来店で経過を確認し、専用の薬歴簿に記録。必要があれば、自己判断で漢方薬の増減、調整、変更を検討し、お悩みの改善に向けて相談を続ける。

> 漢方専門薬局では医師を介すことはなく、全て自分で決めなくてはならないので、薬の知識以外にも様々なスキルが必要とされる。

> お客様の悩みや健康状態を自分の力で改善させていくという点が、漢方相談の一番の魅力です。「自己責任」をプレッシャーと感じるだけではなく、よい仕事をするための緊張感、大きな魅力と感じてほしいと思います。

1章　漢方がわかるようになりたい！

まずやること❶
❹漢方薬による治療の性質を理解する

漢方薬は、西洋医学や西洋薬とは異なる背景を持っています。その基本的な考え方や性質を理解した上で取り扱う必要があります。

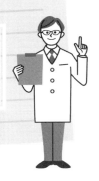

☆ 漢方薬と西洋薬では治療の目的が異なる

　漢方について一番多い誤解といえば、「漢方薬は西洋薬と比べて効果は弱いが安全」という認識でしょう。この誤った認識を、漢方薬を服用する側（お客様）だけでなく、取り扱う側（薬剤師や登録販売者）も持っているというのが困りものです。これは大変な間違いです！

　漢方治療の基本は、原因を究明し、それに基づき内臓の機能を正すことで根本改善を促すものです。一方で西洋薬は、基本的には症状を（正常数値を参考に）コントロールして重症化を防ぎ、さらなる進行を抑える、あるいは抗生剤や抗がん剤などで原因となる菌体やがん細胞を攻撃・駆逐して改善させる、というのが治療の主体です。漢方薬と西洋薬では、そもそもの前提となる治療方法が大きく異なります。

　例えば、「高血圧を西洋薬で治療する」というのは、あくまでも血圧のコントロールを意味します。降圧剤を飲み続けるだけで、高血圧症という病気そのものが治るわけではありません。ただし、薬が作用するまでの時間が短く、薬が血中にある間は数値を安定させられるので、高血圧状態に直近の危険がある場合は服用の意義があります。

　これに対して漢方は、「高血圧＝瘀血（血液循環不全、血液の汚れ）」という病態が原因にあることに着目し、瘀血体質を改善して高血圧の原因を取り除き、病気そのものを治すことを目標にします。高血圧症に限らず、こうした病態の多くは慢性化しているので、根本からの改善には時間を要します。そのために、「漢方薬は効果が弱い」という誤解が生まれるのですが、**漢方薬は効果が弱いのではなく、根本治療を目指すために時間がかかる**というのが正解です。

　ちなみに、かぜや吐き下しなどの急性病に対しても漢方薬の効果は絶大で、一服するだけで大きく改善するケースも多いです。必ずしも「漢方薬は効くのが遅い」とは言い切れ

ません。

　また、「漢方薬だから副作用が少ない」という認識にも注意が必要です。安全性が高いという意味では間違ってはいませんが、漢方薬の選択を誤り、それに気づかずに長期間服用すれば、症状が改善しなかったり、副作用があらわれることもあります。ただし、この場合の副作用は、あくまでも「誤った漢方薬を選択した」場合に限定されることなので、問題があるのはその漢方薬ではなく、選んだ人間ということになります。

　漢方薬を取り扱う場合は、まずこの大前提を理解し、服用する人にきちんと説明する必要があります。

慢性病や急性病に対する漢方薬の使い方

慢性病に漢方薬を使う場合	● 内臓の働きを高めたり、自然治癒力を高めたりすることで病気の原因を取り除き、根本的に改善させることを目的とする。 ● 体質改善には時間を要することと、服用を積み重ねていく重要性を理解し、服用する人にも説明して納得してもらうことが欠かせない。
急性病に漢方薬を使う場合	● 急性のかぜ、嘔吐、下痢、蕁麻疹などについては、効き目の高い漢方薬が多数存在。 ● 選択が適正であれば効果が早くあらわれる。

急性、慢性症状ともに生活養生や食養生を合わせるとより効果的です！
また、症状が複合的に出ている場合に、1種類の漢方薬で病態の根本を正し、そこから枝葉のように派生して起きている多数のお悩みを同時に改善させられるのは大きなメリットであると思います。

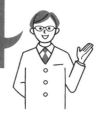

まずやること❷
❺現場で頻用される漢方薬を理解する

漢方薬の種類は多く、最初から全てを覚えようとするのは非現実的です。普段の業務でよく扱うものから少しずつ学んでいきましょう。

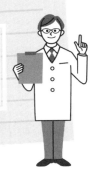

☆ すぐに仕事で使えそうな漢方薬をピックアップ

　漢方専門薬局であれば、取り扱う漢方薬の数も膨大ですが、通常の薬局や薬店、ドラッグストアで扱う漢方薬の数はそれほど多くはないと思います。それでも、自信を持ってお客様におすすめするためには、それらの漢方薬の性質を理解することが必要です。専門店舗でも一般の店舗でも、まずは**取り扱う漢方薬のうち、特に頻用されるものから理解する**とよいでしょう。

　一般的な薬局やドラッグストアなどで販売数が多いのは、気軽に使いやすい（本当は気軽に選べるものではないですが）「感冒薬（かぜ薬）」「やせ薬」などでしょう。漢方専門薬局の場合は、その店舗の打ち出している得意分野や特徴によって異なりますが、「子宝（不妊）」「皮膚病」「婦人病（生理の不調、更年期障害など）」「メンタル系疾患（自律神経失調症、不眠、不安、パニック症、うつ病など）」などの相談は多いと思います。頻繁に販売される漢方薬については、お客様に説明しておすすめする機会も多いので、次第に自分の中でも理解が深まるでしょう。

　一般の店舗でも専門店舗でも、相談に対応する時は、漢方薬の「使い方」だけではなく、その漢方薬を構成する生薬の性質や結びつきを、きちんと理解しておくのがポイントです。「この漢方薬には○○という生薬と△△という生薬が入っていて、このような性質ゆえに両者が結びついてこういう働きを起こす」というように覚えていきます。**漢方薬や生薬の名称、効果をただ暗記するのではなく、関連性や働きを流れで理解**するのです。

　こうしておくと、お客様へもわかりやすく説明できます。しっかり学んだつもりでも、それを説明するのは別次元の難しさがあります。自分でだけではなく、覚えた漢方薬についてスタッフ同士で紹介し合うなどして、**簡単な言葉だけで漢方薬について説明できるように練習する**のがおすすめです。

仕事と並行して漢方薬を覚えるときのコツ

```
┌─────────────────────┐
│ 店舗で頻用されるものを │
│    ピックアップ      │
└─────────────────────┘
          ↓
┌─────────────────────┐
│ ピックアップした漢方薬を │     例えば、かぜ薬系、皮膚病系など。ただし、同じ漢方薬を別
│ おおまかな系統に分類   │ ◁── カテゴリに用いることもあるので注意！
└─────────────────────┘
          ↓
┌─────────────────────┐
│ 漢方薬を構成する生薬の │     漢方薬の使い分けを系統ごとに覚えるために、生薬の性質や、
│   性質と働きを覚える   │ ◁── 生薬の組み合わせによる働きを理解する。
└─────────────────────┘     例：黄耆、白朮、人参、大棗、生姜は「補気健脾」（胃腸系
                              の機能を高めエネルギー量を補う）作用を持つ、など
```

名称の丸暗記だと、似た名前の漢方薬と混同したり、誤って覚えてしまった時の情報修正がしづらくなる可能性があります。

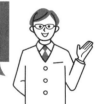

```
          ↓
┌─────────────────────┐
│ 生薬を組み合わせた漢方薬の │
│    全体像を理解する     │
└─────────────────────┘
```

その漢方薬を服用するのに適する人、適さない人のタイプを覚えることも重要です（実証／虚証向きの漢方薬なのか、熱証／寒証向きの漢方薬なのかなど）。証の見極めについては、後で詳しく解説します。

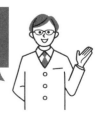

漢方専門薬局の仕事の流れ

　漢方専門薬局の店舗数は決して多いとはいえません。「漢方の仕事に興味はあるけれど、専門薬局ってどんな感じだろう？」という薬剤師さんや登録販売者さんもいるのではないでしょうか。参考までに、私の店舗を例に漢方専門薬局の1日の流れを紹介したいと思います。

開店前
- 出勤したら、店舗の掃除、前日からの申送りなど開店の準備をする。

開店・予約の受付
- 店舗を開けて、来店されるお客様に対応。
- 予約相談制の店舗では、新規や継続の顧客からの予約を電話やメールで受付。希望日時、名前、年齢、主訴、連絡先を確認し、予約や来店のルール（遅刻やキャンセル時の連絡方法や相談時間など）を伝えて了承してもらう。
（店舗のルールについて理解が得られない、主訴の内容が自店での対応が難しいと判断される場合には、受付をお断りするケースもあります。その場合は、できれば対応が可能な他の店舗や医療機関を紹介できるとよいでしょう）

お客様の来店前
- 予約時に確認した主訴、年齢、性別などから、応対するスタッフを選定。
- 必要があれば、お悩みの内容についての予習なども行う。

お客様の来店・健康相談
- お客様に十分な相談時間と、落ち着いて話せる環境を整えておく。
（お待たせしないように時間に余裕をもって準備、用意する漢方薬が決まっている場合は商品の準備）

お客様の帰宅後
- 相談内容について不明点、検討が必要な点についてまとめ、店舗スタッフで情報を共有。
（後日、お客様に不明点や疑問点が出た場合の受付の仕方もきちんと伝えておく）

店舗終了時
- 在庫の確認と発注、店内の片付けをして、必要があれば、翌日への申し伝えを残して閉店。

2章
漢方の知識を効率よく身につけたい!

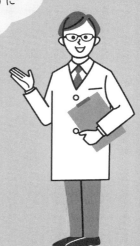

漢方の知識は膨大です。
どこから手をつければいいのかわからない、
理解できているか不安という人もいるでしょう。
漢方初心者が、必要な知識を挫折せずに
身につける勉強法を紹介します。

❶「漢方医学」と「中医学」

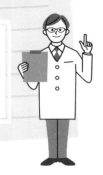

漢方には大きく2つの体系があります。詳しくは、興味に応じて個々に学ぶとよいですが、漢方医学と中医学があると知っておくと、学習中に戸惑わずにすむでしょう。

☆ 体系が2つあると知っておく

　漢方の勉強を始める前に注意してほしいのが、**「漢方医学」と「中医学」は厳密には別の学問**であるということです。

　中医学は中国に伝わる伝統医学で、数千年前の古代から実践的に受け継がれてきました。『黄帝内経』『神農本草経』『傷寒雑病論』などの医学書は、臨床集として現代でも使用されています。

　一方で、漢方医学は隋・唐の時代の中国から日本に伝来し、中医学がルーツではあるものの、長い年月をかけて日本独自に発展を遂げた医学（だから、中国で「漢方をください！」と言ってもまず通じません）。いわゆる、「古方派」と呼ばれるのが日本漢方の主流派といえるでしょう。

　こんなふうに説明されても「？？？」という人は多いかもしれませんが、「漢方を学ぶ」といっても、中医学（中国）と漢方医学（日本）の2つに大きく分かれているということを、まず頭に入れておきましょう。両者を混同したまま勉強を始めてしまうと、同じ処方名の漢方薬なのに構成生薬が違っていたり、治療への考え方が異なっていたりということが生じます。

　もちろん、漢方医学と中医学では知識が重複する部分も多いですし、片方しか学んでいないから漢方薬が使えない、といったこともありません。スムーズに学習するためにも、こうした2つの体系が存在することを知っておけばよいでしょう。以降、本書で「漢方は」「漢方では」と表記する場合は、漢方医学と中医学に共通する内容のことです。中医学に特有の内容を記述する場合は「中医学では」と注釈を入れています。

　では、具体的にどうやって漢方を勉強すればいいのでしょうか？　残念ながら、日本では中国のように中医学や漢方医学を専門に教えてくれる大学などがありません。本来、中

医学であれば「中医基礎理論」から始めて「中医診断学」「中薬学」「方剤学」「内科学」、そして「中医古典」……と順序立てて勉強していくのが理想ですが、これをまともにやれば店舗で漢方薬を売れるようになるまでに、おそらく数年以上かかるでしょう。

漢方の専門店で働くのであれば、いずれこうした正攻法で勉強する必要性が出てくるかもしれませんが、専門店ではない薬局・薬店で働く薬剤師や登録販売者、あるいは勉強時間がなかなか取れないという人が大半ではないでしょうか。実際に、日本で漢方を勉強している人のほとんどは、セミナーや講座に参加したり、書籍で独学しています。

本書では、そうした人が効率よく漢方の知識を身につけるために、「学ぶべきポイント」と「やってはいけない勉強法」について紹介したいと思います。

漢方医学と中医学の流れ

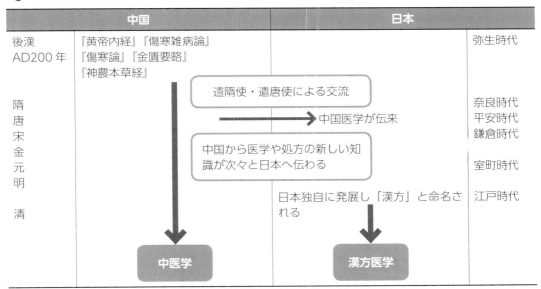

勉強を始めたばかりの時点では難しく考える必要はありませんが、漢方医学と中医学はそれぞれ厳密には違う医学理論であるということは頭に入れておきましょう。

❷効率的な学び方と避けるべき勉強法

漢方知識をどの程度身につけるかは、それぞれの状況・目的によって変わりますが、「まず覚えるべきこと」と「やってはいけない勉強法」を知っておきましょう。

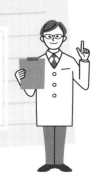

☆ まず覚えるべき基礎用語

　時間のない学習者のために、押さえておいてほしいポイントを紹介します。まずは、①**頻用される漢方（中医学）の用語と意味**を学びましょう。具体的には、「**気血水**」「**陰陽**」「**虚実**」「**寒熱**」「**肝心脾肺腎（五臓）**」「**六淫**」などです。学習を進める上で不可欠な基礎用語とその意味を理解しておかないと、頭にずっと「？」マークが点灯し続けることになります。ここに挙げた用語は漢方薬の性質と相談者の病態を分類するためにも必須の知識なので、これらを第一に学んでください。28～48ページに大事な用語をできるだけわかりやすく紹介しています。

　次に、②**店舗で頻用される漢方薬を構成する生薬の効果効能**について学びます。生薬の効果効能は、1つずつ覚えようとすると大変です。例えば、「黄耆（おうぎ）、白朮（びゃくじゅつ）、人参（にんじん）、大棗（たいそう）、生姜（しょうきょう）」は「補気健脾（ほきけんぴ）」（胃腸系の働きを改善し、エネルギーを補う作用）、「当帰（とうき）、芍薬（しゃくやく）、川芎（せんきゅう）、地黄（じおう）」は「補血（行血）（ほけつ）」（血を補い、血行を改善する作用）の組み合わせ……というように、分類してカテゴリごとに覚えるのが効率的です。生薬の働きによってカテゴリを分けて理解すると、各々の効能が結びついた1つの漢方薬の全体像が見えてきます。

　また、次の項目では、6つの病態やその原因（六淫）の解説とともに頻用される漢方薬も紹介しています。そちらから勉強するのもおすすめです。お客様の悩みに対して適正な漢方薬を選ぶのが大前提ですが、万が一効果が十分でなかったり、思わぬ副作用が出た時には、その理由をきちんと分析して、同じ失敗を繰り返さないことが大切です。そのためにも、基礎をしっかりと身につけておきましょう。

☆ たくさん暗記するより、5種類をしっかり理解

　効率的な勉強の仕方とともに、知っておきたいのが「これだけは、やってはいけない」という避けるべき勉強法です。まず、**①とにかくたくさんの漢方薬を覚えようとする**こと。知識は多いほうが安心するので、知っている漢方薬のレパートリーを増やそうとする人は多いです。「毎日●個ずつ、漢方薬を覚えています！」と意気込む人もいますが、実際のところ、そんなにハイペースで知識を増やしても理解は深まらず、表面的な知識に振り回されるのがオチです。

　まずは、自分の店舗で最も**頻用される5種類について、知識をしっかり深めてください**。その5種類について、お客様に自信を持って説明できるようになったら、新しく1つ、また1つと増やしていくのがよいでしょう。

　もう1つ、やってはいけないのが、**②病名と漢方をセットで覚えてしまう**こと。例えば、「かぜ＝葛根湯」「花粉症＝小青竜湯」というような覚え方です。この方法もやっている人が非常に多いのですが、とても問題のある覚え方です。「店舗で頻用される漢方薬のカテゴリ分類をする」と前述しましたが、これは文字通り「カテゴリの分類まで」です。花粉症でも全てのケースで小青竜湯が使われるわけではありませんし、「痩せたい」というお悩みに常に防風通聖散を選択するというのも大きな間違いです。「花粉症に対する漢方薬として、小青竜湯が選択肢の1つとして考えられる」という認識が正解です。

　漢方には「同病異治」という考え方があります。これは「同じ病気でも治し方が異なる（選択する漢方薬が異なる）」という意味で、まさに漢方の鉄則ともいえます。漢方薬は病名に応じて選ぶのではなく、**相談者（使用者）の症状によって適正な漢方薬が異なる**という認識を持ちましょう。

> ドラッグストアや一般の薬局の場合、取り扱うのはOTC医薬品として販売されているメジャーな漢方薬（葛根湯や防風通聖散など）が中心で、多種多様な漢方薬の知識はそこまで必要ではないケースもあるでしょう。それでも、次項から解説する基礎用語や漢方の考え方は、お客様の症状を理解したり、不調の原因を見極める際にとても役立つと思います。

頻用される漢方の用語を理解しよう

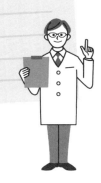

気血水

「気血水」は、人間が健康を維持する上で最も重要な要素です。

気	● 心と体を動かす**エネルギー**のことで、内臓はもちろん血液や体液（「津液」と呼ぶ）を動かし、新陳代謝を担うなど、体にとって必須のもの。 ● 気の不足は、体だけではなく精神の不安定の原因にもなる。 ● 気が不足する病態を「気虚」、気の流れが滞る病態を「気滞」という。
血	● 酸素と栄養素を体中に運び、老廃物を回収する働きや、血液の流れのこと。 ● 体を潤す、体を温めるなど、血が滞りなく流れることは健康に欠かせない。 ● 血が不足する病態を「血虚」、血の流れが停滞し、汚れる病態を「瘀血」という。
水	● 胃液や涙や汗などの**体液（津液）**のことで、淀みなく流れることで体を潤し、関節の円滑な動きや体温調節などを担う。 ● 体内の水分が停滞してしまう病態を「水滞」、より悪化した状態を「痰湿」、体液が不足してしまう病態を「陰虚」という。

　気・血・水のうち、**血と水は「気」があってこそ作られます**。そして、飲食したもの（中医学では「水穀」と呼びます）が消化吸収され、あるいは肺に取り入れた酸素（中医学では「清気」と呼びます）が、それぞれ気に転換されるということも覚えておきましょう。つまり、**血や水を補うためにも、まずは気を補う、気を体に巡らせる必要がある**という視点で相談者の病態を考えたり、漢方薬を選んだりします。

陰陽

「陰陽」とは、中国の易学に基づいた考え方で、この世の森羅万象は「陰」と「陽」の2つの性質に分類できる、という考え方です。相互に働き助長し合うことでバランスが保たれるとされ、漢方でもこの陰陽の考えに基づいて病態を考察し、漢方薬を選定します。どちらが多すぎても、少なすぎてもいけません。大切なのは各々のバランスが保たれているということです。

漢方では、**「足りないものは補う」「過ぎたるものは削ぎ落とす」というバランス調整**を行いながら健康を作っていくというのが考え方の柱です。陰陽は相反する性質ですが、必ず表裏に共存し、それぞれのバランスをとっていると考えます。漢方医学、中医学のコンセプトを体現する考え方といえるでしょう。

体内における陰	・体の熱を冷ます（清熱）、潤す、力。 ・これが足りないと、ほてりが出たり、喉が渇いたり、皮膚が乾燥したり、目の充血を起こしたりする。精神的にもイライラして不安定になる。 ・陰の力が不足することを「陰虚」という。
体内における陽	・体を温める、元気よく動かす、熱。 ・これが足りないと、体が冷え、元気がなくなり、気持ちも落ち込みやすくなる。皮膚が青白くなり、内臓全般の働きが悪くなる。 ・陽の力が不足することを「陽虚」という。

五行

「五行説」も陰陽と同様に古くからある考え方で、**自然界は「五行」すなわち「木・火・土・金・水」の5つの要素で成り立っている**とするものです。自然界の全てのものを陰と陽の2つのいずれかに分類する「陰陽説」と同様に、古代の人は様々なものを5つの要素に分類するという思想を持ち、それが長い時を経て哲学や医学の形態に昇華したのが五行説です。木・火・土・金・水はそれぞれに異なる性質を持ち、各々がバランスをとり合って共存しています。体内でもこのバランスが保たれていれば健康であり、崩れれば不調が出ると考えます。

陰陽説と五行説を合わせて定義したものを、「陰陽五行説」といいます。漢方医学や中医学の基礎となる考え方ですが、私自身は、陰陽五行説をしっかりと学ぶのは、用語や漢方処方のメカニズムの理解がある程度進んでからのほうがスムーズだと考えています。学び始めの段階では、こうした要素のバランスが健康と不調を作り出す要因となっているということを、頭に入れておけばよいでしょう。

虚実

漢方相談では、まず漢方薬を選ぶ際に相談者の「証」を見極めます。証とは、その人固有の「体質」「見た目」「起きている病態」の特徴を総合的に見たもののことです。「虚実」とは**使用者のタイプ分類**の1つで、それぞれのタイプを「虚証」「実証」と呼びます。虚実の分類はとても重要です。見た目からでもある程度わかりやすいので、漢方カウンセリング初心者の人は、まず**自分の周りの人の虚実を分類して練習**してみましょう。

虚証（きょしょう）	●「体に必要なものが足りない」という病態を持ち、エネルギー・血液・体液（気血水）や熱が、不足しているために疲れやすく、めまいやふらつきが起きる。 ●精神的にも不安が強く、落ち込みやすい、物忘れが多い、集中できない。 ●内臓の働き（特に消化器系）が弱く、病気がち。 ●見た目のイメージは、「痩せていて、抵抗力が弱そうな人」。

> 太っている人でも、お尻や太ももに皮下脂肪が付いていて、むくんでいたり、皮膚にしまりのない、いわゆる「水太り」のタイプ は虚証に属するので注意！

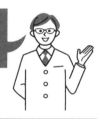

実証（じっしょう）	●「**余剰なものが体の中から出ていくことができない**」という病態を持ち、のぼせたり、出血したり、イライラするなど、熱過剰タイプ。 ●基本的にはよく食べ、行動的で元気だが、感情の起伏が激しく怒りやすいタイプが多い。 ●熱過剰のせいで便秘がちな人が多いのも特徴。 ●見た目のイメージは、「がっちりしていて、抵抗力が強そうな人」（ただし実証の見た目には例外もあるので注意）。

> もちろん、例外もありますが、大抵はこの見極めで虚実の分類が可能です。なお、「虚証は代謝が悪いから汗をかかない」と思われがちですが、虚証は基本的に汗や尿、血液を留めておく力が弱いために外に漏れ出てしまう傾向にあります。また、体格ががっちりしている人が多い実証は「汗っかき」のイメージを持たれやすいですが、内にこもって外に出ないという性質から、むしろ汗や尿の量は少ないのが特徴です。証の見極めの時には注意しましょう。

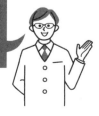

表裏

証の見極めでは、「表裏」という見方もあります。表裏は病態についての概念ですが、**①病気の部位**と、**②病気の進行**を表すものの2つに大別すると理解しやすいと思います。

①病気の部位として考えた場合、「表」は体表部（皮膚など体の表面）を指し、「裏」は内臓全般（消化器系、循環器系、その他）を指します。表部に不調があると「表証」、裏部にあれば「裏証」というように捉えます。

また、②病気の進行についての表裏ですが、「病気は、最初は表から始まり、次第に裏のほうに進んでいく」と考えられています。例えばかぜの場合、ひき始めの頃は悪寒や発熱、頭痛という表証が主たる症状で、時間とともに内臓系の不調（吐き気や腹痛、下痢など）という裏証に進行するといった具合です。**急性症状は表証が多く、慢性症状は深部（内臓）に入り込んだ裏証が多くなる**と理解しておくとよいでしょう。

表から裏に症状が進行する途中で「半表半裏（はんぴょうはんり）」という病態が起こることもあります。これは、症状が起こる部位も表裏の間、すなわち、みぞおちなどの横隔膜周辺部に多く見られ、主な症状はみぞおちのつかえ（胸脇苦満（きょうきょうくまん））や食欲不振、往来寒熱（熱感と悪寒を繰り返す）などが見られます。治法の基本は「柴胡剤（さいこ）」（柴胡を主薬とした漢方薬）を用います。

表証（ひょうしょう）	● 頭痛、悪寒、関節痛、項背部のこりやこわばりなど、体表部（皮膚など体の表面）に症状があらわれること。 ● 病気の初期症状や急性症状が多い。 ● 「解表剤」（57ページ）による発汗が治療の基本となる。
裏証（りしょう）	● 腹痛、下痢、嘔吐など、内臓全般（消化器系、循環器系、その他）に症状があらわれる。 ● 病気が進行してからあらわれる症状、慢性症状が多い。 ● 治療としては「補気」（50ページ）や「補脾」（50ページ）など不足した力を補い、正す漢方薬を使うのが基本。

寒熱

「寒熱」も、病気の性質を捉えるために必須の考え方です。体内に寒が入り込んで不調が起きている状態を「寒証」、熱が入り込んで不調が起きている状態を「熱証」といい、病気を患っている人の様々な状況から、この寒熱を見極めていきます。

この寒熱の分類は特に間違えないように注意してください。

寒証（かんしょう）	●顔色は蒼白あるいは黒ずんでいる、悪寒を感じ、温かい飲み物を好み、冷房の風を嫌うなどの特徴がある。 ●患部に機能の衰退が起きている。 ●治療としては、温める処置が行われる。
熱証（ねっしょう）	●顔色は赤く、熱感があり、冷たい飲み物を好み、暖房の風を嫌うなどの特徴がある。 ●患部に炎症が生じている。 ●治療としては、冷やす（清熱）処置が行われる。

五臓六腑

「五臓六腑に染み渡る」という言葉もありますが、人の体を「肝・心・脾・肺・腎」に大別する要素を「五臓」と呼びます。そして、それらと表裏の関係になるのが「胆・小腸・胃・大腸・膀胱・三焦」の「六腑」です。例えば、「肝－胆」「心－小腸」というように表裏の関係にあり、各々が密接につながっていて、片方の失調がもう片方の失調を呼ぶと考えられています。五臓六腑を理解する際には、**まず五臓である肝・心・脾・肺・腎の定義と生理について学び、その上で、それらと密接な関連性を持つ六腑へつなげていく**とわかりやすいです。

六腑の主たる働きは、簡潔にいうと「体外から栄養物質を取り入れて老廃物を排泄する」こと。いわゆる消化系の働きをイメージするとわかりやすいでしょう。一方、五臓の主たる働きは、六腑によって取り入れられた栄養素や、呼吸で取り入れた酸素を気・血・水といった体内を動かすために必要なものに転化、貯蔵、代謝させることであるといえます。

体の中には「経絡」という気血水の通り道があり、縦方向に走る太い経絡を「経脈」といいます。経脈は、五臓同士と五臓と深く関係する六腑をつないでいて、そのホットラインにより各々が影響を受け合うと考えられています。例えば五臓の「脾」は六腑の「胃」で「消化」されたものから「気」を作り出して「貯蔵」します。この経脈による相互連絡は、五臓と六腑が「表裏をなす」といわれる所以で、病理的にも関連性が見られます。「なぜ、肝と胆、心と小腸が結びつくの？」と因果関係について不思議に感じる人も多いでしょうが、これこそが中医学の膨大な治験の中で培われてきた1つの大きな「知識形態の結晶」であるとご理解いただければと思います。

さて、五臓は各部位が連動し合い、時に**働きを助け合い（相生）**、時に**働きを抑制（相克／ブレーキをかけるイメージ）**し合います。以下の図はその関係を簡略化してあらわし

たものです。ある五臓の力を回復、強化しようとする時には、相生関係にある五臓のケアを考えるとよいということになります。また、ある五臓の働きが失調すれば、相克関係にある五臓の働きをも失調させてしまいます。

例えば「肝」の働きが良くなると、相生にある「心」の働きをも強める反面、「肝」に失調が起こると相克関係にある「脾」の働きにも悪影響が出るというわけです。肝が失調する大きな原因にストレスがありますが、ストレスを長く感じていると胃腸系に不調が出てくる……と考えると「肝→脾」の相克関係をイメージしやすいのではないでしょうか。

お客様との漢方相談で五臓の考え方を用いる際は、ある1つの五臓だけに注目するのではなく、それと相生および相克の関係にあるものも意識すると、より病態の理解が深まり、お悩みの解決に近づけるでしょう。

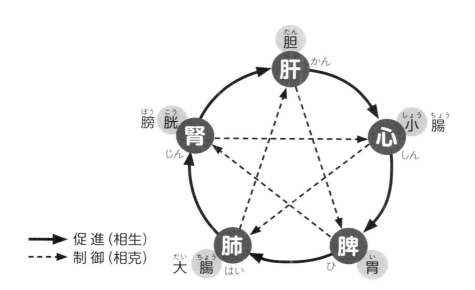

●肝（胆とのつながり）

漢方における「肝」は、西洋医学でいう「肝臓」にあたるとともに、体内エネルギーである気の流れを通すことで、感情を調節したり、自律神経系によって体全体の機能（内臓機能）を順調にする働きをしています。もちろん、肝臓の機能である、血液の貯蔵や解毒代謝も担います。

【肝の主な作用】

疏泄作用（そせつ）	● 現代の言葉でいうなら「新陳代謝」のイメージ。 ● 体を動かすための重要な要素である「気血水」を全身に滞りなく巡らせる機能で、状況に応じて巡りの調節を行う機能も併せ持つ。 ● 全身の内臓機能だけではなく、気持ちの調節も行う。
情志の調整作用（じょうし）	●「情志」は気持ちや情緒のこと。疏泄作用がうまく働いていると精神的にも安定し、のびのびと晴れやかな気持ちで過ごすことができるが、疏泄に異常が出ると気持ちが塞いだり、強いイライラを感じるようになる。
血の貯蔵作用	● 気から作られた血は肝に一時貯蔵され、必要な時に体の各部位へと配分される。 ● 肝は血液量の調節作用も担い、その作用に障害が出れば貧血症状、皮膚トラブル、脱毛、痛みやこり、睡眠障害など、多くの失調があらわれる。 ● 目や筋肉、女性は子宮や卵子などへの栄養の提供が妨げられることで、眼病、筋肉のつりや痙攣、女性病（不妊症や子宮病など）の原因にもなる。

【肝がダメージを受けている目安】

- イライラする（怒りやすくなる）
- 筋肉が痛む、つる、痙攣する
- 貧血症状
- 爪の色が悪くなる、もろくなる
- 気持ちが落ち込む
- 脱毛
- 血圧上昇
- 皮膚が黒ずんだり乾燥する
- 目の調子が悪い
- 不眠
- 子宮トラブルや不妊症

【胆との関係】

　肝は、六腑の1つである「胆」と表裏の関係にあります。胆は胆汁を生成して巡らせることで消化機能を調整します。また、「胆力」という言葉もあるように、勇ましさや決断力といった精神面を担う部位でもあり、胆が弱ると気が小さくなったり、優柔不断になったりします。

【肝の機能を正す代表的な漢方薬】

肝の失調には、「疎肝」という肝の機能を調整する作用を持つ漢方薬を用います。主役となる生薬は「柴胡」で、柴胡が入る漢方薬は「柴胡剤」とも呼ばれます。代表的な漢方薬は、「加味逍遙散」や「四逆散」の他に「小柴胡湯」「柴胡加竜骨牡蠣湯」「柴胡疎肝湯」など柴胡の名前を冠するものが多いのが特徴です。

●心（小腸とのつながり）

心は、「心臓のポンプ機能」と「精神の安定」を大きな働きとします。ポンプ機能とは、肝に貯蔵された血液が心に運ばれ、体全体に運ばれる作用のことで、これが失調すれば当然、体が血液不足の状態になります。動悸や息切れなどの病態も出るようになり、いわゆる心臓の失調が起こるわけです。

また、心は「心」でもあり、精神活動（思考・意思・記憶）などをコントロールする部位としても捉えられます。したがって、心が失調すれば不安・焦燥感が強くなり、記憶力の減退や集中力の低下なども引き起こされます。

【心の主な作用】

血脈の管理	●血液循環を担う作用のこと。 ●心には心臓機能も含まれ、「心気」（心を動かすエネルギー）の働きにより、血管に血液を送り出すポンプ機能を備えている。 ●血液が滞りなく流れると酸素や栄養物質が組織の隅々にまで届くが、心の働きが悪くなると血液循環が妨げられ、様々なトラブルが出てくる。
神志の コントロール 作用	●「神志」は、現代の言葉でいえば「大脳の働き」に近く、精神活動や意思、思考を担うもの。 ●心の虚弱により神志の働きが悪くなれば、思考、意思に関する精神的な不調（不安感、焦燥感、不眠、夢を多く見る、動悸など）が出るようになる。精神疾患を改善させる時に、心をケアする漢方薬を用いるのはこのため。

> 神志の不調がさらに進行すると、うわごとを言ったり、物事を考えることができなくなったり、物忘れが増えたりする状態となり、最終的には昏睡や認知機能に障害が出る状態にまで陥ってしまいます。

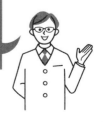

【小腸との関係】

　心は、小腸と深いつながりがあります。小腸は心と表裏の関係にあるとされ、心に不調が出ると尿が赤くなったり、排尿時に熱感や痛み、血尿などが出たりします。また、舌ともつながりがあり、口内炎など口の中に炎症が出ることでも、その関係性を感じることができます。

　心の失調とともに舌に痛みやしびれ、炎症、さらには味覚障害などが出ることもあり、こうした失調も指標の1つになるでしょう。

【心の機能を正す代表的な漢方薬】

　心の不調には精神を安定させる（養心安神）作用のある漢方薬が有効です。「帰脾湯」「酸棗仁湯」「柴胡加竜骨牡蠣湯」などがあります。

●脾（胃とのつながり）

　脾は「消化器系を総称するもの」と捉えると、わかりやすいと思います（脾臓ではなく膵臓の働きをイメージしましょう）。心身を動かすエネルギーである気を作り出すためには、食事で取り入れた栄養を脾で消化・吸収する必要があり、非常に重要な臓腑です。脾で気が作られなければ、血液や体液といった体を構成する成分も作られないので、「気血水の製造工場」と呼べる場所です。

【脾の主な作用】

運化作用	●単なる消化・吸収だけではなく、口から取り入れた飲食物を体に必要な栄養素（中医学では「水穀の精微」と呼ぶ）に変換し、身体中に供給する働きのことで、脾の最も重要な作用。
気血の産生作用	●取り入れた飲食物から体内エネルギーである気を作り出し、その気からさらに血液（血）を作り出す。気血はいずれも心身を健全に動かす動力源として欠かせない成分で、これらを作り出す脾は命に関わる重要な臓腑である。
統血作用	●血液が血管外に漏れ出さないように収める働きのことで、脾の重要な働きの1つ。 ●この働きが妨げられると、体の様々な部位から出血を起こす。痔や不正出血などがこれにあたり、症状が出た時には脾の失調を疑う指標になる。

【胃との関係】

　脾は体を駆動させる気血を産生する「工場」のようなもの。脾の不調はエネルギー不足や血液不足に直結します。脾の働きが失調した際の症状としては、胃腸の不調（食欲不振、胃もたれ、吐き気など）、軟便や便秘傾向、元気不足、無気力、疲れやすい、貧血症状、体重減少、手足に力が入らない、顔色が悪くなる、出血性疾患（不正出血や痔など）……など多岐にわたります。

　ストレスに弱く、湿気や過度の水分にも弱いので、冷たい飲食物や必要以上の水分摂取（「1日○リットルの水を飲む！」といったことはおすすめしません）などでも大きく機能を失調します。できる限りストレスの少ない生活を心がける指導も必要です。

　脾の不調が出ている時は食事にも気を遣いましょう。とにかく消化のよいものを少量から摂り始め、脂物、生もの、冷たい飲食物、味の濃いもの、過度の塩分や糖分は控えるようにします。根菜類や植物性のタンパク質を中心に、優しい味付けでゆっくりと食べることをアドバイスしましょう。「元気がないから、精をつけないと！」などといきなりウナギや肉類などを食べるのは逆効果です。

　また、脾は、六腑の胃とのつながりが深く、互いに協力し合って消化と吸収を行い、摂取した飲食物から気を生成します。

【脾の機能を正す代表的な漢方薬】

　脾の不調には「補気健脾薬」と呼ばれるカテゴリの漢方薬が非常に有効です。「補中益気湯」「四君子湯」「帰脾湯」「参苓白朮散」などがあります。

●肺（大腸とのつながり）

　肺は西洋医学的な呼吸器としての機能はもちろん、呼吸で取り入れた酸素から気を作る作用も担います。体を巡る水分をスプリンクラーのように全身に散布する働きもあるとされ、これは「水分代謝」と言い換えることもできます。漢方では肺は「皮膚や大腸機能を総括する部位」とされ、免疫機能も肺の機能の1つとされます。

【肺の主な作用】

宣散作用 （せんさん）	●肺に集められた気や津液（体液）を体表面（皮膚）や上半身にスプリンクラーのように「散布」する働きとして捉えられる。 ●体表へエネルギーが移動することは皮膚機能や免疫（バリア）機能と深い関係があり、この作用が弱まると皮膚異常が出たり、外部からの害毒（ウイルス、細菌、花粉など）への抵抗力が低下することになる。 ●皮膚機能が落ちると汗の量が減ったり、鼻や喉などの呼吸器にも不調が出る。このため、慢性皮膚炎などの皮膚疾患だけではなく、（アレルギー性）鼻炎などの皮膚粘膜症状や、気管支炎、気管支喘息などの呼吸器疾患とも関連が深い。
粛降作用 （しゅくこう）	●宣散と同じく、集められた気や津液を体の内部（内臓）や下半身に散布する働きのこと。 ●エネルギーを送ることで内臓を温め、潤し、栄養を供給するという重要な働きを担う。 ●肺から臓器に振りまかれ、下に降りてきたエネルギーや体液は、肺の下部に位置する腎に収納され、濾過された後に再び肺に持ち上げられる。そのため肺は腎の働きと特に深い関連があるといえる。

【大腸との関係】

　肺は呼吸を担い、生命を維持するために欠かせない臓器です。ただし、漢方の考え方を理解する上では、気（エネルギー）や津液（体液）という生命活動に不可欠な物質を全身に散布する働きを担う、という点が重要です（特に「散布」というイメージを持つことがポイント）。そして、その散布の通り道には喉や鼻などの粘膜器官や腎（腎臓も含む）などがあり、免疫機能や皮膚機能、水分代謝にも大きく影響することを覚えておきましょう。

　また、肺は大腸と表裏の関係性にあるとされます。**便秘や下痢などの相談では、どうしても消化器系を統括する脾に意識が向きがちですが、皮膚機能や免疫機能の低下などが見られる場合は肺の失調を考慮**するとよいでしょう。肺の機能が低下している時は、辛いものを食べると機能が亢進するという特徴があります。少量であれば機能改善にもよいでしょうが、摂りすぎは刺激となり、逆に機能を崩してしまうので食事指導は慎重に行いましょう。

【肺の機能を正す代表的な漢方薬】

肺を潤し、機能を回復させる場合は、「麦門冬」や「熟地黄」「百合」などの生薬を含む漢方薬が有効です。「麦門冬湯」「辛夷清肺湯」「滋陰降火湯」などがあります。

● 腎（膀胱とのつながり）

漢方の解釈では、腎は血液を濾過して尿と分離する腎臓・膀胱系の働きや、体内の水分の動きに深く関与します。その他に、生命力を蓄える臓腑ともいわれ、「発育」「成長」「生殖」に深く関与します。具体的には、幼児期の発育、歯・骨・髪・筋肉の生育・老化、精子や卵子の生成、生殖能力、生理機能など、まさに命の根源に大きく関わっています。腎を強化することで、子どもの発育を促進したり、老化現象を改善させたりすることが期待できます。

【腎の主な作用】

主水作用	●体を巡り、老廃物を含んで汚れた水分が、腎に集められ濾過される作用。再利用可能な水分は肺に送られ、再利用できない水分は膀胱から尿として排泄される。 ●この働きが悪くなると、むくみや尿トラブルなど水分代謝や尿の異常があらわれる。
蔵精作用	●人間の成長や生殖機能に関わる力を「精」と呼び、腎は精を貯蔵する作用を持つ。 ●精は骨、歯、髪、耳、脳などの栄養でもあり、この力が弱まると老化現象があらわれる。 ●ちなみに、生まれた時に父母から受け継いだ精の力を「先天の精」、その後に呼吸や食事、生活の中で培われていく精の力を「後天の精」と呼ぶ。
納気作用	●呼吸を担うのは肺だが、腎には深い呼吸を支える働きがある。深い呼吸で取り入れた気（エネルギー）を腎に溜め、腎に貯蔵されている精に力を補充する働きを納気作用という。 ●この作用が弱ると、呼吸が浅くなり、ひどくなると呼吸困難や喘息などの呼吸器系の異常につながることもある。

【膀胱との関係】

　腎は水分代謝だけでなく、生命の根源となる腎精（成長や老化に大きく関与するエネルギー）を作り出す、成長と老化をつかさどる部位です。子どもの発育障害、不妊症、更年期障害、様々な老化現象など、全てに関わる臓腑です。加齢により自然に弱っていく部位でもありますが、生まれながらに腎の弱い人、また過度の性交渉や消耗性疾患などで弱まることもあります。

　水分の流れをコントロールする部位であるため、失調すればむくみや乾燥など水分代謝の異常を引き起こします。生殖能力や精子・卵子の発育、ホルモンの分泌などにも深く関わり、妊娠や出産、生理などの悩みがある場合にも腎のケアが求められます。

　腎と表裏の関係にある膀胱は、体内を巡った水分を取り込んで、不要なものを尿として排泄させます。

【腎の機能を正す代表的な漢方薬】

　腎を正す効果のある漢方薬を「補腎薬」と総称します。「六味地黄丸」「八味地黄丸」「牛車腎気丸」「杞菊地黄丸」などがあります。

● 三焦

　腑の最後「三焦」は、その他の5つの臓腑全てを包み、通じ合わせる腑とされており、気や水液（体液）のめぐる通路として水液（体液）がよどみ無く流れることとエネルギーである気の体内への出入を支えるところであると考えられています。

漢方を学ぶことは「健康的な生活法」を学ぶこと

　2章に入り、「気血水」「虚実」「五臓六腑」……など漢方医学や中医学特有の用語が色々と出てきました（この後も、まだまだ出てきますが）。本書で紹介するのはあくまでも「勉強のコツ」なので、登場した基礎用語についてさらに深く学んでいただくのが望ましいです。本書を手に取るのは、もともと漢方の世界に興味がある方だと思いますが、もしかすると「漢方の勉強はやっぱり手ごわそうだな……」と感じている人もいるかもしれません。

　何かを学ぶ時のモチベーションの1つとなるのが、「身につけた知識が自分にとってどのように役立つか？」ということではないでしょうか。本書の読者の多くは、漢方の知識をスキルアップに活かしたい薬剤師や登録販売者の方だと思います。しかし、実際に漢方薬を取り扱う仕事に就いていなくても、漢方を学ぶことで生活や食の養生、さらには考え方や生き方にまで及ぶ、非常に幅広い知識が得られます。私自身は、それが漢方の大きな魅力だと感じています。

　実際に「漢方薬」を使わなくても、日常生活を漢方の知識に則って正すだけで、生活習慣病が改善したりすることは珍しくありません。私は「漢方を学ぶ」というのは、「健康的な生活法を学ぶ」ということでもあると理解してほしいと思っています。

　また、私の知人には、漢方の知識を活かしてメンタルカウンセラーになった人もいます。自分のスタイルで、漢方取扱店舗ではない独自の業種を作り上げていくことも可能だと思います。ただし、どのような業態でも漢方の知識を扱う時は、その知識に縛られたり、それを相手（お客様など）に強要しすぎたりしない、ということは心に留めておいてほしいです。正論や理想論を提示するのは簡単ですが、様々な原因から理想的な養生ができない状況にある人も多いです。相談してくださるお客様の状況を理解し、寄り添い、それぞれの状況に合った生活習慣の改善法を、その人のできる範囲で進めていくのがよいでしょう。

　漢方の知識によって、まず自分自身が健康になり、周囲の人が元気になるお手伝もできれば理想的ですね。

❸ 病気は6つの病態と6つの原因から理解する

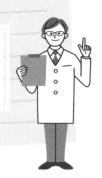

代表的な病態と、それに対応する代表的な漢方薬名と内容構成を理解しましょう。

☆「風・寒・暑・湿・燥・熱」が体の許容を超えると病気になる

　漢方相談や市販薬の販売では、相談にいらしたお客様の体の病態を把握する必要があります。お悩みの症状を聴き取り、その症状を根本から改善させる漢方薬（一般の薬局・薬店では漢方薬を含めた様々な市販薬の中から適した商品）を選ぶわけですが、この時に頭に入れおいてほしいのが、「気虚」「気滞」「血虚」「瘀血」「陰虚」「痰湿」の6つの病態です。

　この6つは、28ページの「気血水」のところで出てきましたね。つまり、気血水が不足したり滞ったりすることであらわれる病態が、この6つということです。厳密には、病態の分類はもっと多岐にわたるのですが、この6つを理解しておけばおおまかな分類は可能です。最初からこれ以上の病態を頭に詰め込んでも、知識に振り回されて、かえって漢方薬の選定に混乱をきたすことになるでしょう。

　これらの病態の原因となる外部要素（主に気候的な要因）である**「風・寒・暑・湿・燥・熱」**の6つを**「六気」**と呼びます。漢方では、六気が体の許容範囲を著しく超えると「風邪」「寒邪」「暑邪」「湿邪」「燥邪」「熱邪」（これらを**「六淫」**と呼びます）という害毒となり、病気へ発展してしまうという考え方があります。最初はとっつきにくいかもしれませんが、各々を理解しておくと病気・病態の分析がかなりやりやすくなります。

　次のページから、6つの病態がそれぞれどのように起こるのかを解説します。また、それぞれの病態の改善に効果的な漢方薬、生活養生や食養生なども併せて紹介しています。これらをしっかりと理解するだけでも、お客様に病態や漢方薬について説明したり、生活習慣の改善のアドバイスをする際に説得力が出てくるはずです。

6つの病態

●気虚……　心身ともに元気不足状態

- 体を巡るエネルギーである気が不足した状態のこと。
- 気は体を構成する内臓や筋肉などを動かす力であると同時に、精神や情緒、思考能力を安定させるものでもある。
- 気には、飲食物から「脾」によって作られるもの、あるいは呼吸（酸素）から「肺」によって作られるものがある。脾や肺の働きがストレスや疲労、病気などの原因により妨げられ、低下すると気は不足し、その状態が慢性化すると気虚という病態になる。

あらわれる症状	すぐに疲れる／気力が湧かなくなる／食欲がなくなる／記憶力や集中力が落ちる／かぜなどの感染症にかかりやすくなる／寝汗をかくようになる（外に漏れ出てしまうイメージ）／汗や尿が出なくなる、など
舌診	全体的に色が淡く、両端に歯型、真ん中に切れ目が入る。
代表的な漢方薬	補中益気湯、四君子湯、など
生活・食養生	【気を補う食べ物】ウナギ、エビ、もち米、山芋、かぼちゃ、ねぎ、生姜、きのこ類、など 【心がけたいこと】気は酸素（清気）と食べ物が正常に体に取り込まれることで作られるので、消化器、特に胃腸を労わる（消化のよい食事）、質のよい睡眠をとる、ゆっくりと大きく呼吸する、疲労を蓄積させない、など

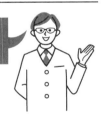

「元気」「やる気」「気力」など、全部「気」がついていますよね！

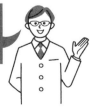

舌診（ぜっしん）とは、病態の判断指標の1つで、舌の状態を観察するものです。中医学では、問診（聴き取り）とあわせて舌診が行われます。

●気滞……　気が塞がり精神不安定なイライラ状態

- 慢性的なストレスや精神的な過労を主たる原因として、気を巡らせる「肝」の働き（疏泄作用）が低下して起こる病態。

あらわれる症状	精神的な不安定（イライラ、怒りっぽい、落ち込みやすい）／乳房やお腹の張り／ガスが溜まる／不眠／月経不順／更年期障害／月経前症候群（PMS）、など
舌診	舌の両側に赤みがあり、白や黄色の薄い苔が表面を覆う。
代表的な漢方薬	四逆散、加味逍遙散
生活・食養生	【気滞を治す食材】酸味の強い果物（オレンジ・みかん・レモンなど）、香りの強い野菜（春菊・ミント・ハッカ・セロリ・ゴーヤなど）、アサリ、シジミ、イカ、レバー、など 【心がけたいこと】気分転換や心のゆとりを持つ、心身をリラックスさせる（好きな音楽を聴く、お風呂に浸かるなど）、適度な運動（有酸素運動）、など

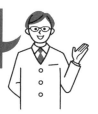

> 漢方でいう「気の巡り」は、西洋医学でいうところの「自律神経の働き」に近いものです。ストレスの蓄積が、気滞の最大の原因です。

●血虚……　造血能力が低く、血液不足体質

- 体を流れる血液が不足した病態。
- 漢方では「貧血」を、造血能力の低下により体の血液量が減っていると解釈する。
- 漢方治療による血虚体質の改善は、臓器の働きを高めることで造血能力を改善することを目的とする。
- 血虚になる原因は、事故や大病、手術などでの大量の出血、血の原料となる「気」の不足（「脾」の機能低下や慢性的な疲労など）、血を貯蔵する「肝」の機能低下、血を循環させるポンプ機能を担う「心」の機能失調など様々である。

あらわれる症状	めまい／ふらつき／疲れやすい／生理不順（経血が少なくなる）／乾燥肌／白髪／爪が割れやすい／低体温／低血圧／不眠、など

舌診	舌が小さい、あるいは細い。色は全体的に淡く、苔は白くうっすら。
代表的な漢方薬	四物湯（しもつとう）、当帰芍薬散（とうきしゃくやくさん）、当帰四逆加呉茱萸生姜湯（とうきしぎゃくかごしゅゆしょうきょうとう）、など
生活・食養生	【血を補う食べ物】ナツメ、黒ごま、ぶどう、レバー、人参、鶏肉、ほうれん草、ひじき、など 【心がけたいこと】早寝早起き、思い悩むことを減らす、無理なダイエットなどをしない、など

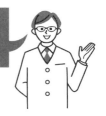

西洋医学的な「貧血」は、血液を構成する成分の不足を意味します。同じ「貧血」でも捉え方が違うことに注意しましょう。

● 瘀血（おけつ）……　血液ドロドロ循環不全タイプ

- 血がドロドロとして巡りの悪い状態。
- 血液は栄養と酸素を運ぶので、流れが悪いと末梢まで届けられず、体の様々な部位に「痛み」「しこり」「黒ずみ」の要素を持った不調があらわれる。
- 瘀血の原因には遺伝や体質的なものもあるが、気虚や血虚などの病態のほか、不眠、暴飲暴食など不規則な生活習慣の長期継続による「結果の病態」である場合も多く見られる。

あらわれる症状	生理痛／肩こり／関節痛／頭痛／子宮筋腫／子宮内膜症／心筋梗塞／脳卒中／がん／シミ／そばかす／高血圧／高血糖／黒い便が出る、など
舌診	舌表面に黒い斑点（瘀斑）、裏側の静脈の怒張が見られる。
代表的な漢方薬	桂枝茯苓丸（けいしぶくりょうがん）、桃核承気湯（とうかくじょうきとう）
生活・食養生	【瘀血を治す食材】にんにく、玉ねぎ、にら、桃、らっきょう、青魚、黒きくらげ、黒豆、山椒、シナモン、など 【心がけたいこと】適度な運動、お風呂に浸かる、脂分・味の濃いもの・辛すぎるもの・甘すぎるものを摂りすぎない、など

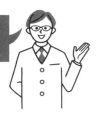

> デスクワークなど、長時間同じ姿勢でいる人は特に要注意。体を温めたり、定期的な有酸素運動をするのが効果的です。

●陰虚……　体内の潤い不足のカラカラほてりタイプ

- 体内から水が不足し、潤いが足りない病態。
- 「陰」とは津液（体液）でもあり、陰の不足は加齢による体液の減少でもあるので誰にでも起こりえるが、夏時期の大量の発汗や慢性病による体液の消耗などが続いた場合でも起こる。

あらわれる症状	のぼせ／ほてり／微熱／耳鳴り／体重減少／肌の乾燥／空咳／口や喉の渇き／乾燥便、など
舌診	舌苔はなく、舌は真っ赤、表面に深い裂け目がある。
代表的な漢方薬	麦門冬湯、六味地黄丸
生活・食養生	【陰虚を治す食材】トマト、れんこん、白きくらげ、梨、豆腐、豆乳、牛乳、ユリ根、ハマグリ、ごま、白菜、スイカ、きゅうり、豚肉、鴨肉、など 【心がけたいこと】遅くとも夜12時までには寝る、過剰な運動は控える（適度な運動はよい）、運動後は適度に水分摂取する、など

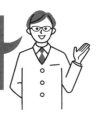

> 「陰」は体を潤し、余剰な熱を冷やす力でしたね。これが不足するのが陰虚です。夜型の生活習慣は、陰を消耗します。陰を補うためには、甘味と酸味の食材を合わせるとよいので、酢の物などがおすすめです。

●痰湿……　体ベトベトな水分代謝停滞タイプ

- 漢方では暴飲暴食、乱れた生活習慣などにより代謝が低下し、体内の水分が停滞（「水湿の停滞」と呼ぶ）し、それが悪性化したものを「痰」と呼ぶ。痰湿は、この水湿が長期に停滞することでより毒性の高い「痰」へと変わったものが体内に留まっている病態。

あらわれる症状	だるさ／胃のもたれ／吹き出物／ニキビ／痰が増える／吐き気／めまい／むくみ／水太り、など
舌診	白や黄色のベトベトした厚い苔が見られる。白苔の場合は体が冷えている「寒タイプ」、黄色い苔の場合は体に熱がこもっている「熱タイプ」に分けられる。
代表的な漢方薬	温胆湯、半夏厚朴湯
生活・食養生	【痰湿を治す食材】緑豆もやし、はるさめ、海藻類、ごぼう、きのこ類、小松菜、大根、人参、チンゲン菜、冬瓜、寒天、など 【心がけたいこと】よく噛んで食べる、過度の飲食を控える、脂分や糖分の摂取を控える、食物繊維が豊富な食材を積極的に摂る、運動や入浴で気持ちのいい汗をかく、など

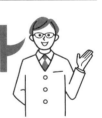

暴飲暴食が痰湿を作るので、食生活の改善が欠かせません。

六淫（病原となる外部要素）

風邪（ふうじゃ）	・まさに風のように体内をかけ巡る性質を持った邪気のこと。 ・主に体の上部に失調を生む性質を持ち、頭痛やめまい、くしゃみ、咳、鼻づまりなどの原因になる。 ・いわゆる「かぜ」も風邪（ふうじゃ）。熱邪、寒邪、湿邪などと合わさって体内に侵入することが多い。 ・春の時季に活発になりやすい邪気。
寒邪（かんじゃ）	・冬の寒さが体の許容を超えた時、または夏の暑さが予想以上に弱い、暑いはずの夏に体を冷やしすぎた、などの原因によって体外から寒邪が侵入すると、悪寒、発熱、頭痛などの症状を引き起こす。 ・寒邪の侵入がさらに深くなると腹痛なども引き起こす。
暑邪（しょじゃ）	・暑さに対する体の許容を超えた状態。 ・症状としては、口渇、発熱、頭痛などに加えて、イライラやヒステリーなど精神的にも熱の病態を引き起こすのが特徴。
湿邪（しつじゃ）	・湿度の高い時期や多湿の地域などで体に侵入しやすい邪気。 ・体内の水分代謝に異常があらわれ、胃腸の不調（吐き気、食欲不振）、下痢、だるさ、関節痛などが主な症状。 ・一度体に入り込むと除去するのが大変な邪気で、普段から冷たい水分の過剰摂取などには注意が必要。
燥邪（そうじゃ）	・体内を乾燥状態にしてしまう邪気。 ・鼻や喉、口の粘膜を乾燥させたり、痛みを出したり、鼻血などの出血を引き起こすこともある。
熱邪（ねつじゃ）	・体内の熱量が過剰になる点は暑邪に似ているが、より症状が強い。 ・高熱、目の充血、血尿、腫れ、のぼせなど強い症状が出るのが特徴で、ウイルス性のものやマラリアのような熱病もこれに当てはまる。

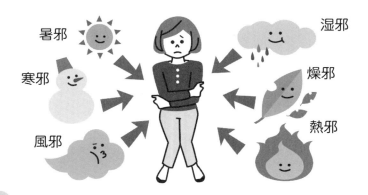

コラム

病態や五臓の状態に対応する薬効のカテゴリ

次のページでは、漢方薬に用いられる主な生薬をまとめています。生薬は個別に暗記するよりも、薬効のカテゴリごとにセットで覚えていくのが効果的です。薬効は、これまでに紹介した病態や五臓などに対応しているので、生薬の解説に入る前に以下の表で整理しておきたいと思います。

		対応する働き（薬効）
病態	気虚	補気
	気滞	理気
	血虚	補血
	瘀血	駆瘀血・活血（合わせて「活血化瘀」という）
	陰虚	生津潤燥
	痰湿	去痰（痰の排泄促進）・化痰（体内の痰をなくす）
五臓	肝	疎肝
	心	安神
	脾	健脾・補脾
	肺	潤肺
	腎	補腎益精
その他		清熱、利水、止咳、解表、消食化積

　それぞれの病態に合わせた治法を用いることはもちろんなのですが、注意したいのは、病態は1つではなく複数組み合わされて起きるケースも多いということです。その場合は、おおもとの病態を中心に漢方薬を用いていくのが有効です（詳しくは144ページ）。「病態に合った漢方薬を使っているはずなのに効果が上がらない」という時は、大抵、本当の原因に手が届いていないものです。

　また、五臓の失調についても、五臓の1つだけにとらわれないようにしましょう。相生（促進）、相克（制御）の関係を頭に入れた上で、失調が起きている五臓と関連するものを考えながら、漢方薬を組み立てられるようになるとよいでしょう。

主な生薬の性質と薬効別分類

　漢方薬は生薬の組み合わせでできており、漢方薬の理解には構成生薬それぞれの働きを知ることが不可欠です。生薬はその性質や薬効によって分類できるので、前項で紹介した6つの病態や、五臓の機能に対応させながら覚えていくとよいでしょう。また、生薬名の下にある「甘味・平性」や「甘味・温性」といった表記の意味は、59ページのコラムで解説しています。

補気・健脾（補脾）

　脾は飲食により栄養を取り込み、心身を動かす気を作り出す臓腑。この**脾の機能を高める、あるいは改善させることで気を補う**という働きが補気・健脾（補脾）です。ちなみに気は脾と肺で作られるため、脾で作られる気を「脾気」、肺で作られる気を「肺気」と呼びます。

人参（にんじん） 甘味・平性	● 補気剤の代表生薬。気を大いに補う生薬、体に活力を生む滋養剤として使われる。 ● 脾の機能を高めるが、肺を補う作用もある。 ● 滋養強壮、体に潤いを与える作用、心を安定させる作用もある。
大棗（たいそう） 甘味・温性	● 脾を温めて、補気・補脾する。 ● 血を補うことで精神を安定させる作用にも優れている。
黄耆（おうぎ） 甘味・微温性	● 補気・補脾の作用を持ち、脾の作用を高めて体の水分代謝をよくする利水作用を持つ。 ● 皮膚粘膜の機能を高めて、体外からの刺激への抵抗をつける力もある。
膠飴（こうい） 甘味・温性	● 脾や胃を温め、脾気を増やして腹痛を止める。 ● 体（特に肺）を潤す力にも優れ、痰の切れにくい咳や息切れなどにも用いられる。
白朮（びゃくじゅつ） 甘苦味・温性	● 補脾作用により、気を増やす作用（益気作用）に優れる。 ● 健脾作用によって、燥邪を乾かして体内に停滞する湿や痰を取り除き、水分循環を正す（燥湿利水作用）も併せ持つ。

山薬（さんやく） 甘味・平性	● 山芋の皮を薄くむいて乾燥させたもので、補脾作用を持ち、気を増やす力に優れる。 ● 肺気を補う力もあり、肺の機能失調による慢性咳や息切れなどにも効果がある。 ● 腎を補う力も高いため、補腎の生薬としても有名。
甘草（かんぞう） 甘味・平性	● 補気作用を持ち体を滋養する。 ● 体の痙攣を鎮める作用に優れ、解熱鎮痛作用とともに筋肉の痙攣や痛みを取り除く。

補血・活血

補血作用とは**体内の血量を増やす（造血能力を高める）**ことをいいます。また、活血は**「血液の流れをよくする」**と解釈するとわかりやすいと思います。

当帰（とうき） 甘辛味・温性	● 補血作用の代表生薬だが、活血作用にも優れ、腸を潤す作用や、鎮痛・鎮静の効果も併せ持つ。 ● 婦人科系のお悩みに使う処方の多くに登場する。
地黄（じおう） 甘味・寒性	● 補血・止血・滋養強壮（益精）・潤いを与える（滋陰）作用に優れる。 ● 地黄をそのまま乾燥させたものを「乾地黄」、蒸してから乾燥したものを「熟地黄」という。
芍薬（しゃくやく） 苦味・微寒性	● 芍薬には鎮痛・鎮痙の作用があるが、正確には、瘀血を改善させる作用に優れた赤芍と、補血作用に優れた白芍が存在する（気になる人は、各処方の芍薬がどちらかを調べてみましょう）。
川芎（せんきゅう） 辛味・温性	● 活血作用に優れ、頭痛の改善などにも使われる。 ● 「頭痛には川芎」といわれるほど、瘀血、血虚、風邪による頭痛の全てに効果を発揮する。

補腎益精

腎が作り出す生命を維持するためのエネルギー（成長や生殖に関わるもの）を「精」と呼びますが、腎の働きを高め、精を作り出すのを促すことを補腎益精といいます。

地黄（じおう） 甘味・寒性	● 補血・止血・滋養強壮（益精）・潤いを与える（滋陰）作用に優れる。 ● 地黄をそのまま乾燥させたものを「乾地黄」、蒸してから乾燥したものを「熟地黄」という。

山薬（さんやく） 甘味・平性	●山芋の皮を薄くむいて乾燥させたもので、滋養強壮作用に優れるほか、下痢を止めたり、咳を止める効果もある。 ●補脾作用を持ち、脾気を増やす力にも優れる。
山茱萸 （さんしゅゆ） 辛酸味・温性	●滋養強壮作用に加え、補血作用も持つ。 ●汗を止めたり、止血・鎮痙・鎮静作用など多彩な薬効を持つのが特徴。
牛膝（ごしつ） 苦味・平性	●補腎の働きにより、優れた利尿作用を持つ。 ●補腎の働きがベースとなり、活血作用や月経調節作用も持つ。
車前子 （しゃぜんし） 甘味・寒性	●牛膝と同じく、補腎の働きによる利尿作用を持つ。 ●体液代謝を調節しながら、不要な水分を排泄することを目的として使われる。

疏肝・理気

肝の主作用の1つである**疏泄作用をサポートする**のが疏肝作用です。肝の疏泄作用が失調した際や、気の流れが滞る「気滞」が発生した際に、**気を巡らせて改善させる作用**を理気作用といいます。

柴胡（さいこ） 苦味・寒性	●肝の熱を取って疏泄作用を正す働きがある。 ●消炎解熱作用を利用して清熱剤として用いられることもある。
陳皮（ちんぴ） 辛苦味・温性	●温州みかんの皮を乾燥させたもので、代表的な理気剤（気を巡らせる薬）として用いられる。 ●健胃作用や去痰・鎮咳作用もある。
枳実（きじつ） 苦味・寒性	●ダイダイの未熟果実で、理気剤として用いられる。 ●健胃作用とともに、緩やかな瀉下（下剤）作用も持つ。
薄荷（はっか） 辛苦味・涼性	●辛涼解表剤として発汗や発散を促す作用がある。 ●清熱する力とともに、中枢神経の興奮を抑制するリラックス効果もある。
木香（もっこう） 辛味・温性	●中枢神経の興奮を抑制する作用が強い理気剤。 ●強い香りが特徴で、芳香性健胃作用や整腸作用もある。
香附子（こうぶし） 辛味・平性	●ハマスゲという植物の根茎で、芳香が強い理気剤。 ●名前に「附子」がつくが、トリカブト（アコニチン）である附子とは別物。
蘇葉（そよう） 辛味・温性	●理気作用に優れるが、発汗作用や解毒作用も持ち、温性の解表剤（辛温解表剤）としても頻用される。

清熱（せいねつ）

清熱は、読んで字のごとく、**体の余剰な熱を体外に排出させ、冷ます働き**のことです。基本的には、**冷えの強い人には使わない**ように注意が必要です。

黄芩（おうごん） 苦味・寒性	● 湿邪を除去する作用、（乾かしながら）清熱する作用を持つ。 ● 消炎・解熱剤として用いられる。
黄連（おうれん） 苦味・寒性	● 湿邪を除去する作用、（乾かしながら）清熱する作用を持つ。 ● 精神的な「熱」（イライラなど）も鎮める作用がある。
黄柏（おうばく） 苦味・寒性	● 湿邪を除去する作用、（乾かしながら）清熱する作用を持つ。 ● 同じ作用を持つ黄芩、黄連と結びつくと、より強い作用を発揮する。 ● 清熱作用とともに、解毒能力にも優れる。
山梔子（さんしし） 苦味・寒性	● 清熱作用と、「瀉火」といわれる精神的なイライラを改善させる作用を持つ。 ● 充血や黄疸などの重篤な熱症にも効果がある。
大黄（だいおう） 苦味・寒性	● 極めて強い瀉下（下剤）作用を持つ（「将軍」という異名を持つほど作用が強い）。
石膏（せっこう） 甘辛味・寒性	● 極めて強い清熱作用、瀉火作用を持ち、心身ともに熱を除去する。 ● 喉の痛みをはじめ、皮膚炎や炎症性のむくみなどにも使われる。
連翹（れんぎょう） 苦味・微寒性	● 清熱作用と解毒作用に優れる。 ● 膿の除去、消炎・利尿・解熱作用と、その働きは多岐にわたり、皮膚病に頻用される。
牛蒡子（ごぼうし） 辛味・寒性	● タンポポの種子で、辛涼解毒薬（清熱しながら発汗を促す作用を持つ薬）。 ● 解熱・解毒・去痰などの効果を期待して、主に感冒症状に使われる。
知母（ちも） 苦味・寒性	● 清熱作用や瀉火作用を持つ。 ● 黄柏とともに「六味地黄丸（ろくみじおうがん）」に加味されることで、清熱能力を持った補腎薬、「知柏地黄丸（ちばくじおうがん）」になる。
竜胆（りゅうたん） 苦味・寒性	● 解熱・消炎作用と健胃作用も併せ持つ、清熱・解毒剤。 ● 苦味が強いため、「苦味健胃剤（くみけんいやく）」と呼ばれる。

生津潤燥・潤肺

体の体液成分を「津液」と呼びますが、**体を潤し、津液を増やす働き**を生津潤燥作用といいます。潤肺は、**肺に特定して潤いを与える作用**です。

麦門冬 （ばくもんどう） 甘味・寒性	●体に潤いを与える補陰作用（体の余剰な熱を冷まし、潤いを与える「陰」を補う作用で、その結果、生津潤燥・潤肺の働きにつながる）を持つ、最もポピュラーな補陰薬。 ●肺を潤すことで、呼吸器の炎症や乾燥性の咳を鎮める。
天門冬 （てんもんどう） 甘味・寒性	●麦門冬と同じく補陰作用に優れる。 ●瀉火作用に優れ、精神的な高ぶりを鎮める効果を持つ点が、麦門冬との違い。
括楼根（かろこん） 甘味・寒性	●清熱・滋陰作用を持つ。 ●消炎作用とともに、精神の興奮を鎮めながら体に潤いを与える。
百合（びゃくごう） 甘味・平性	●ユリの根茎部で、優れた補陰薬として用いられる。 ●乾燥性の咳や喘息の改善、滋養強壮作用を持つ。
枇杷葉（びわよう） 苦味・平性	●優れた鎮咳・去痰作用を持ち、炎症を鎮めながら咳や喘息症状を改善させる能力がある。

安神

精神活動を行う部位を「神」と呼び、神は五臓の1つである心の中に存在すると定義されています。安神とは、**精神活動を安定させる作用**のことです。

竜眼肉 （りゅうがんにく） 甘味・温性	●「心の血虚」を治す薬として用いられる。 ●動悸や不眠の改善に、精神の鎮静作用で対応する。
酸棗仁 （さんそうにん） 甘酸味・平性	●精神を安定させる生薬の代表格で、神経の強壮（状態改善）、鎮静・催眠薬として用いられる。 ●心や肝を滋養して栄養を与えることで精神を鎮める。 ●酸棗仁が主役になる「酸棗仁湯」は、漢方の睡眠薬として用いられる。
遠志（おんじ） 辛味・温性	●安神薬の代表格で、精神を安定させる。 ●心を滋養することで精神を鎮める。 ●腎も滋養することから、最近では認知症にも使われている。
竜骨（りゅうこつ） 甘味・涼性	●鉱物系生薬の安神薬。 ●神経を強壮し鎮静、鎮痙させることで動悸などを鎮める。 ●古代の哺乳動物の骨の化石を用いているため、将来的にはなくなる可能性も。

牡蠣（ぼれい） 鹹味・平性	●牡蠣の貝殻（主成分は炭酸カルシウム）。 ●鎮静・止汗・制酸作用を持ち、精神の安定、胃酸過多や盗汗（汗が漏れ出てしまう症状）の改善効果を持つ。

駆瘀血

血液循環の停滞を「瘀血」と呼びますが、**血のうっ滞を取り、血の流れを改善し解毒することで瘀血を正す作用**を、駆瘀血作用といいます。

牡丹皮（ぼたんぴ） 苦味・涼性	●清熱涼血薬（血液中の熱を取る清熱薬）。 ●血の活性化作用で血液の循環停滞を改善する能力もある。
桃仁（とうにん） 甘苦味・平性	●瘀血を取る作用に優れる駆瘀血薬。 ●瘀血による下腹部痛やペースト状の経血の改善、打撲の治癒などに使われる。 ●腸を潤し便秘を改善する作用もある。
紅花（こうか） 辛味・温性	●血液の流れを改善して瘀血を正す駆瘀血薬。 ●瘀血による高血圧や狭心症、動脈硬化、脳梗塞など心血管系の疾患や、月経痛や打撲などの瘀血症状に幅広く使われる。
延胡索 （えんごさく） 辛苦味・温性	●血行を促して瘀血を除去する駆瘀血薬。 ●特に女性の月経痛による下腹部痛の特効薬として用いられる。

利水・化湿

利水も化湿も、体内の水分代謝を正す作用のことです。利水は主に**余剰な水分を排尿を促して除き**、化湿は胃内に停滞して**体に害をなすようになった水分（＝水湿）を体外に除去する**作用として捉えるとよいでしょう。

茯苓（ぶくりょう） 甘味・平性	●利尿作用が強く、体内の水分の異常を正すことで、むくみやめまいなどの改善効果がある利水剤の代表格。 ●健胃・鎮静作用もある。
沢瀉（たくしゃ） 甘味・寒性	●水分代謝を調節し、余分な水分を利尿により排泄する利水剤。 ●めまい、小便異常（頻尿、乏尿）、胃内の水分停滞などに効果的。
厚朴（こうぼく） 苦味・温性	●芳香性化湿薬と呼ばれ、胃内の余剰な水分（水湿）を体外に除去することで健胃・制吐に働く。

白朮（びゃくじゅつ） 甘味・温性	● 利尿作用を持ち、体内の水分調整に優れる。 ● 健胃・強壮・止瀉作用（下痢を止める）もある。
蒼朮（そうじゅつ） 苦味・温性	● 厚朴と同じく芳香性化湿薬で、利尿作用のほか、健胃作用と発散作用があり、内部の湿も外部からの湿も除去できる特性がある。
牛膝（ごしつ） 苦味・平性	● 駆瘀血薬・活血薬でもあるが、利尿作用にも優れるために血と水の調整能力も持つ稀有な生薬。
車前子（しゃぜんし） 甘味・寒性	● 利水・止瀉作用に優れる上に、目の機能を正す力があるとされ、はやり目や膀胱炎、下痢などに用いられる。
猪苓（ちょれい） 甘味・平性	● 利水作用に優れるが、抗菌作用もあるとされ、主薬となる「猪苓湯」は膀胱炎にファーストチョイスで使われる。
薏苡仁（よくいにん） 甘味・涼性	● 利尿作用で利水するが、水分代謝改善の効能を用いてイボを取ったり、皮膚の美白効果、整肌効果も期待される。
防已（ぼうい） 苦味・寒性	● 利尿作用により利水し、解熱・鎮痛の効能がある利水剤。

去痰・止咳（きょたん・しがい）

去痰・止咳は、その字の通り、**痰をなくして咳を止める作用**という意味で捉えてください。

桔梗（ききょう） 辛味・平性	● 去痰・止咳効果を併せ持つ。 ● 抗炎症作用にも優れ、炎症性の咳や色のついた痰が絡む疾患に多用される。
半夏（はんげ） 辛味・温性	● 去痰・止咳・制吐作用を持つが、特に去痰作用に優れる。 ● 漢方の考える去痰作用は、特に胃内に停滞した余剰な水分が毒化した「痰」を体外に除去すること。いわゆる西洋薬の去痰剤よりも適応範囲が広い。
五味子（ごみし） 酸味・温性	● 鎮咳作用や喘息を鎮める作用もあるが、収斂（しゅうれん）作用（体の内部から漏れ出る汗などを止める作用）を持った生薬の代表格。 ● 発汗による消耗を防いだり、体を滋養する作用もある。
杏仁（きょうにん） 辛苦味・温性	● アンズの種で、去痰・止咳作用に加えて、優れた潤腸作用がある。
竹筎（ちくじょう） 甘味・寒性	● 化痰（かたん）（体に害をなす痰を除去）し、咳止めや喘息症状の改善作用を持つ。 ● 解熱作用や鎮静作用も併せ持つ。

⑩ 解表(げひょう)

「体表の邪」すなわち体表面に侵入した害毒を、発汗などで除去したり、散じる（発散する）作用のことをいいます。**温めて発汗させる作用の強い辛温解表剤**と、**熱を冷ましながら発汗させる辛涼解表剤**に大別されます。

葛根（かっこん） 甘味・涼性	● マメ科の「葛(くず)」の根で、辛涼解表剤。 ● 発汗作用、鎮痛作用（特に項背部のこりを取る）がある。
麻黄（まおう） 辛味・温性	● 発汗作用と鎮咳作用を持つ辛温解表剤。 ● 発汗作用は解表剤の中でもかなり強力。 ● 基本的に、虚証や不眠症、高血圧傾向の人には使わないように注意。
桂皮（けいひ） 辛味・温性	● ニッキ、シナモンのことで、辛温解表剤。 ● 「寒を散らす」とされ、強力な温性により、冷えを取り去ることで発汗（これによる解熱作用もある）・発散（体の外に害毒を除去する）・鎮痛作用を持つ。 ● 桂枝よりも桂皮のほうが温性に優れるとされている。
防風（ぼうふう） 辛味・温性	● 発汗・発散・鎮痛作用を持つ辛温解表剤。 ● その名の通り「風を防ぐ」作用があり、風邪(ふうじゃ)（外因性の刺激）を防御する能力を持ち、皮膚疾患に多用される。
荊芥（けいがい） 辛味・微温性	● 辛温解表剤で、発汗・発散作用、鎮痛作用に加え、抗炎症作用に優れており、防風と同じく風邪(ふうじゃ)を取り除く力がある。 ● 抗炎症作用も持つため、皮膚疾患に用いられることが多い。
白芷（びゃくし） 辛苦味・温性	● 芳香性を持つ辛温解表剤。 ● 止痛・排膿（膿を出す）作用があり、歯痛から腹痛まで多種の痛みに用いられるとともに、湿疹などにも使われる。
蘇葉（そよう） 辛味・温性	● 理気作用に優れるが、発汗や解毒作用も持つため、温性の解表剤（辛温解表剤）としても頻用される。
辛夷（しんい） 辛味・温性	● 辛温解表剤。強い芳香性があり、発散と排膿作用も高く、鼻炎や慢性副鼻腔炎に多用される。
独活（どっかつ） 辛味・温性	● 発汗作用により風邪(ふうじゃ)と湿邪(しつじゃ)を体内から除去する。 ● むくみを取ったり、鎮痛作用を発揮したりもする。
蝉退（せんたい） 鹹味・寒性	● 蝉（クマゼミ）の抜け殻で、辛涼解表剤として鎮痛と消炎作用を持つ。 ● 風邪(かぜ)の発熱を緩和する力があり、皮膚のかゆみにも用いられる。
生姜（しょうきょう） 辛味・温性	● （辛温）解表剤として使われるだけでなく、優れた健胃の働きで制吐作用や食欲不振の改善作用もある。 ● 鎮咳作用があるのも特徴。 ● 生姜を蒸して乾燥させた「乾姜(かんきょう)」はより温性が強く、お腹の冷えた痛みなどに効果的だが、健胃効果は生姜のほうが高いとされる。

消食化積

消食化積は、いわゆる「消化剤」です。**消化能力を高め**たり、生薬そのものに**特定の食べ物の消化を促進**したりする効能があります。

山査子（さんざし） 甘酸味・温性	● 体内での食物の停滞を解消し、消化を促進する消食薬。 ● 健胃・消化促進作用、コレステロール値を下げる作用もあるとされる。 ● 主に脂分を消化する能力があるといわれる。
麦芽（ばくが） 甘味・平性	● 発芽させたオオムギを乾燥した消食薬。 ● 健胃・消化促進作用で、特に麦類の消化を促進するとされる。
神麹（しんぎく） 甘辛味・温性	● 米や麦を酵母菌で発酵させたもの。 ● 消食剤として、消化・健胃作用に優れる。

食べ物や生薬に存在する「五味」「五性」

　漢方では、生薬を含む食べ物には全て「五味」「五性」「五色」があるとされています。前項の「主な生薬の性質と薬効別分類」で生薬名の下に「甘味・平性」「辛味・温性」といった用語がついていますが、それぞれの「五味」と「五性」をあらわしたものです。

　五味には、以下の5つがあります。

辛（しん）	滞った気や血の流れを通す
苦（く）	体内の余剰な熱や水分を体外に除去する
甘（かん）	血を補う。筋肉の緊張を緩和させて止痛に働く
鹹（かん）	塩辛さ。お通じを改善する
酸（さん）	筋肉や内臓を引き締める（収斂作用）

　そして、五性には以下のような性質があるとされています。

寒（かん）	炎症を鎮めて解毒する。水分を補う
涼（りょう）	余剰な熱や興奮を鎮める（寒性よりも作用が穏やか）
平（へい）	温めたり冷やしたりする力はなく、体質を問わず摂ることができる
温（おん）	体を温めて活性化させる
熱（ねつ）	主に内臓を活性化させ（温性よりも作用が強い）、代謝を上げる

　相談者の体質に合わせて漢方薬を選んだり、食養生をアドバイスしたりする際には、この五味と五性の考え方が欠かせません。例えば、冷えの強い人には寒性や涼性の食材や生薬を多く含むものを避け、できるだけ温性や熱性のものを選ぶようにする（ただし、過度になりすぎないように注意）などです。五味と五性を頭に入れておくと、漢方薬や生薬を絞り込む際に役立ちます。

えっ！こんなものも漢方薬になるの !?

漢方を構成しているのは生薬です。生薬というと、草木根などの植物系のものを連想されるかと思いますが、実はもっと様々な種類があります。

例えば、竜骨や牡蠣、石膏、芒硝、琥珀、珍珠母などは、鉱物系の生薬です。重い鉱物には、主に高ぶる気持ちをその重さで引っ張って「鎮める」精神鎮静作用や、強力な清熱効果を持つものが多くあります。「鉱物を煎じて服用する」という先人の発想には驚いてしまいますね。

さらに驚くというよりは、お客様に「ええっ！」と引きつった顔をされてしまうのが動物性の生薬です。鹿茸（鹿の角）、牛黄（牛の胆石）、蛤介（ヤモリ）、海馬（タツノオトシゴ）、阿膠（ロバの皮から作るにかわ）、黒蟻、水蛭（ヒル）、亀板（亀の甲羅）、紫荷車（胎盤）、全蠍（サソリ）、庶虫（ゴキブリ）……この他にも、カマキリの卵やセミの抜け殻など、およそ薬のイメージとはかけ離れたようなものまで生薬として用いられています。動物性生薬の特徴としては「精」を補う力が強く（実際に、マムシやスッポンには精力剤のイメージがありますよね）、滋養強壮の作用が早く、強く得られるものがあります。

動物性生薬の中でも最もポピュラーで、最も高価とされる「牛黄」は、牛の胆嚢にできる胆石のことです。牛1000頭に1つあるかないかという希少性と、生薬としての高い効果から、「金よりも高値がつく」といわれています。そのルーツは古く、5世紀以前に書かれたとされる薬物書『神農本草経』にすでに記載があります。日本に渡ってからは漢方医学でも広く用いられ、3〜4世紀の後漢末期に書かれた『名医別録』には、「子どものあらゆる病気、口も開けないほどの高熱、大人の精神錯乱など幅広い症状」に用いることができ、長期に渡って服用すると「寿命を延ばし、物忘れしなくなる」というアンチエイジング効果まで期待できると書かれています。私も自分の店でよくおすすめしますが、その効果には驚かされるばかりです。

植物系の生薬でじっくりと長期で内臓に滋養を与えるやり方もよし、動物性生薬で積極的に強い力を短期間で補うもよし。どちらにも長所と短所があるので、それぞれの持ち味を活かして使っていくとよいでしょう。以下に主な動物性生薬の効能を簡潔にまとめます。動物性生薬は植物性の生薬よりもやや扱いが難しいものが多いので、植物性生薬を学んだ後に覚えていくのもおす

すめです。

■主な動物性生薬

鹿茸（ろくじょう：鹿角）	精を益し血を養う。強壮、強精、補腎に優れる
牛黄（ごおう：牛の胆石）	胆汁分泌作用、赤血球新生促進作用、中枢性鎮痙作用、解熱鎮静作用、強心作用、血管収縮作用、高血圧改善作用など幅広い効果がある
蛤介（ごうかい：ヤモリ）	肺を補い、腎を温める。強精作用が有名
海馬（かいま：タツノオトシゴ）	強い滋養強壮、腎精を補う力がある
阿膠（あきょう：ロバのにかわ）	補血・止血・滋陰作用に優れ、体に血液と潤いを与える
黒蟻（くろあり）	免疫調整・抗炎症・肝機能改善作用に優れる滋養強壮剤
水蛭（すいてつ：ヒル）	血液凝固抑制と溶血の作用があり、強力な駆瘀血剤となる
亀板（きばん：亀の甲羅）	滋陰・補腎作用に優れ、アンチエイジングや不妊症に用いられる
紫荷車（しかしゃ：胎盤）	「プラセンタ」としても知られる。補腎作用に優れ、強精、強壮、インポテンツ、不妊症などに用いられる
全蠍（ぜんかつ：サソリ）	鎮痙・鎮痛作用がある。ひきつけ、破傷風、関節痛、頭痛などにも用いるが、毒を持つサソリゆえか解毒作用にも優れる
庶虫（しゃちゅう：ゴキブリ）	駆瘀血作用や鎮痛作用がある。無月経、子宮筋腫、打撲の治癒、産後の母乳分泌の改善などに用いられる

2章　漢方の知識を効率よく身につけたい！

主な漢方薬の処方解説（50音順）

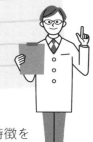

　比較的、頻用される（販売する機会が多い）漢方薬について、構成生薬や処方の特徴をまとめます。最初から1つずつ読んでいっても構いませんが、勤めている店舗でよく売れるもの、相談が多いものなどから覚えていくのもおすすめです。構成生薬の欄は、この前にある「薬効別分類」と一緒に確認すると、より理解が深まるでしょう。

　なお、記載の漢方薬は基本的に医療用漢方薬を中心に選んでいますが、一部、医療用漢方薬以外もありますのでご注意ください。ドラッグストア等で取り扱いのないものも含まれますが、漢方薬の知識を深める上で優先的に覚えてほしい処方を、筆者の判断で厳選しました。

安中散（あんちゅうさん）

● **胃が冷えて痛む人に**

どちらかといえば痩せ型で、時に胸焼けや食欲不振を訴え、胃が冷えていたり、冷たいものを飲むと痛みを感じる人の次の諸症
諸症：胃痛（胃炎）、腹痛、胃アトニー

【構成生薬】
- 延胡索・縮砂 ─ 止痛
- 茴香・桂皮・生姜 ─ 去寒（温熱）
- 牡蠣 ─ 制酸
- 茯苓 ─ 利水・健脾
- 甘草 ─ 調和

【処方解説】
- 牡蠣と甘草を除く全ての生薬が温性で、「冷えて痛む胃腸」に使う漢方薬。
- 牡蠣は制酸（胃酸の中和）作用に優れた生薬であり、胸焼けやげっぷなどを改善。その他の生薬は、お腹を温めて血行を改善させ、痛みをやわらげる。中でも、延胡索は特に鎮痛作用に優れた生薬で、茴香・縮砂は芳香性のある健胃剤として用いられている。
- 冷えによる胃痛や腹痛は、体が冷えた時や冷やすものを摂った時に悪化するのはもちろん、空腹時に鈍痛を感じたりするのも特徴。
- 虚実証のタイプをそれほどこだわらずに使える汎用性の高い胃薬として知っておくと便利。

温清飲（うんせいいん）

- **皮膚の色が悪く乾燥し、ツヤがない、のぼせを訴える人に**

体力は中程度で、皮膚は乾燥し、色ツヤが悪い
諸症：皮膚炎、湿疹、月経障害（経血が少ない、周期が長い）、神経症

【構成生薬】

- 当帰・地黄・芍薬・川芎 ─ 四物湯（補血・活血）
- 黄芩・黄連・黄柏・山梔子 ─ 黄連解毒湯（清熱解毒）

【処方解説】

- 血虚を正す基礎処方である当帰・地黄・芍薬・川芎（＝四物湯）と熱証を正す清熱解毒の基礎処方の黄芩・黄連・黄柏・山梔子（＝黄連解毒湯）が合わさった処方。
- 血虚は血液不足の病態なので、皮膚が乾燥し、それによって炎症が起き、皮膚のツヤもなく色も悪い。
- 熱証（体のほてりや炎症に加えて、興奮しやすくイライラしている精神的に不安定な症状）が加わっている人に用いる。
- 血を補って乾燥を改善することで潤して熱を取る作用と、過剰な熱を冷ます作用が混在する。
- 虚証向けの四物湯と、実証向けの黄連解毒湯を合わせた処方であるため、使う人は体力中程度が目安。胃腸系が極端に弱っている人の使用には注意。
- 顔よりも手足のほてりのほうが多いタイプに、この漢方の効果がよく出る傾向がある。

温胆湯（うんたんとう）

- **オドオド、ビクビクして物事を決められず、悪夢の多い人に**

胃腸が虚弱で不眠や神経症を訴える
諸症：不眠、不安神経症、多夢、熟睡感がない、動悸、胸焼け、口の粘り

【構成生薬】

- 半夏・陳皮・茯苓・生姜・甘草 ─ 二陳湯（燥湿・化痰）
- 枳実 ─ 熱を冷ます（清熱）
- 竹筎 ─ 気を巡らせる（理気）

【処方解説】

- 半夏・陳皮・茯苓・生姜・甘草の組み合わせは、痰湿症状を改善させる二陳湯という漢方薬。これに痰が発する熱を冷ます竹筎と、気を巡らせる働きのある枳実を足したものが温胆湯。
- 主に胃腸虚弱やストレスの継続により、体内に病理的な水の停滞（＝痰湿）が生まれ、この状態により胆熱（不眠や動悸の原因）が生じて、不安が強く決断できないメンタルが形成される場合がある。ビクビク、オドオドした小心者のことを「胆が小さい」と表現するが、温胆湯はその「胆」を強く丈夫にすることで、不安症や悪夢をよく見るような病態の改善にも役に立つ。
- いつも何かを怖がり、睡眠の質が悪く、胃腸の弱い人には最適な処方といえる。

黄連解毒湯（おうれんげどくとう）

- **顔にほてりや熱感を感じる、気分がイライラして落ち着かない人に**

上のコンセプトである症状を持つ人で次の諸証がある場合
諸症：不眠症、イライラ、精神不安定、胃炎、皮膚炎、皮膚のかゆみ、口内炎

【構成生薬】
黄連・黄柏・黄芩・山梔子 ─ 消炎・鎮静作用（清熱解毒）

【処方解説】
- 実熱（炎症性疾患のことで、物理的な炎症だけでなくメンタル的な興奮を引き起こす原因にもなる）を取る代表的な処方。
- のぼせやほてり、皮膚の炎症などに加えて、イライラや落ち着かない気持ちなども適応症に入る。
- 4種類の生薬は全て消炎作用と鎮静作用を持ち、それぞれの働きが非常に近く、用途が明確。
- 利尿作用や肝臓機能の保護作用も発揮するため、二日酔いの人には救世主となる処方（あくまでも実熱を冷ます作用によるものなので、二日酔いの予防にはならない）。
- 体が冷えている人には使えない。

葛根湯（かっこんとう）

- **かぜの引き始めに。キーワードは「無汗」「悪寒」「節々の痛み、こり」**

汗をかいておらず、悪寒と発熱が混在し、体力消耗が少ない感冒初期
諸症：感冒（かぜ）、頭痛、肩こり、節々の痛み

【構成生薬】
麻黄・桂皮・生姜・葛根 ─ 発汗
　　　　　　　葛根 ─ 消炎・解熱（解表）
芍薬・甘草・大棗 ─ 筋肉の痙攣・痛みの緩和

【処方解説】
- 日本では最も有名な漢方のかぜ薬。「解表剤」というカテゴリの感冒薬で、汗をかかせ、血管を広げて、悪いものを外に出す性質がある。
- 麻黄・桂皮・生姜・葛根はいずれも解表剤だが、葛根のみ消炎・解熱の性質を持つ。
- 芍薬・甘草・大棗は体を温める性質を持ち、筋肉の痙攣や痛みを緩和させる力があるため、感冒時の節々の痛みを取る。
- 汎用性も効果も高い漢方薬だが、「汗をかかせる」ことは体力を使うことでもあるので、もともと汗をかいている人や体力虚弱の人、かぜによる消耗の激しい人には向かない。
- 肩こりの改善薬としても有名だが、上記の理由により長期服用には向かない。頓服的あるいは短期的に服用することを購入者に伝える。
- 葛根湯の証ではあるが、汗をかいているような場合は、桂枝湯（葛根湯から麻黄と葛根を抜いたもので、体力の消耗した人や妊婦でも比較的安心して使える）をすすめる。

葛根湯加川芎辛夷（かっこんとうかせんきゅうしんい）

● **慢性鼻炎や蓄膿症により鼻づまりに悩む人に**
首や後頭部のこりが強く、時折悪寒を感じる人の次の諸症
諸症：鼻づまり、慢性鼻炎、蓄膿症

【構成生薬】
(麻黄・桂皮・生姜・葛根・芍薬・甘草・大棗)—葛根湯
(辛夷)—鼻づまりの改善　(川芎)—血行改善（活血）

【処方解説】
- その名の通り、葛根湯に辛夷と川芎をプラスした処方。
- 辛味成分の辛夷は鼻づまりを改善する作用があり、川芎の血行改善効果によってその力を高める。
- 葛根湯はもともとが解表剤であり、特に首から上の炎症性の疾患（中耳炎、鼻炎、蓄膿など）に用いられるが、2種の生薬を加えることで鼻の通りをよくする作用が強化される。
- 透明な鼻水がたらたらと流れる時は小青竜湯や苓甘姜味辛夏仁湯、鼻づまりがあっても鼻の部位の熱感が強い場合は辛夷清肺湯が効果的。
- ベースが葛根湯なので、使用する時の適応も葛根湯に倣うよう心がける（無汗、悪寒、こりなどを指標にして、長期投与は避ける）。

加味逍遙散（かみしょうようさん）

● **神経質でイライラが続く人、特に月経前に不調が起きる人に**
体力は中程度以下の人で、ホットフラッシュのようなのぼせを感じ、肩こりや便秘、イライラがある
諸症：易疲労感、月経不順、無月経、イライラ、生理前の不調（PMS）、便秘、のぼせ

【構成生薬】
(柴胡・薄荷)—自律神経の緊張を緩和、気の巡りの改善（疏肝）
(生姜・甘草・白朮・茯苓)—健脾
(当帰・芍薬)—補血
(牡丹皮・山梔子)—清熱

【処方解説】
- 気滞（気が詰まる、気が塞がった状態）はストレスによって起きるため、神経質なタイプに適する漢方。
- 柴胡・薄荷が自律神経の緊張を緩和し、気の巡りを改善。牡丹皮と山梔子は清熱作用で精神の興奮や体の炎症を鎮め、柴胡・薄荷の働きを増強する。
- 当帰・芍薬は血液を補い、血流をよくすることで全身を潤し、栄養を送る。
- 生姜・甘草・白朮・茯苓は、健脾作用で消化吸収能力をアップして全身機能を高める。
- ホルモンバランスの乱れによる便秘、無月経、PMS（月経前症候群）などの改善にも効果的だが、清熱成分が含まれるため、極端に体が冷えている人の使用には注意を要する。
- 更年期ののぼせなどがある人には最適。

帰脾湯（きひとう）

● **心身ともに弱って、胃弱で気持ちの落ち込みが強い人に**
食欲不振で気持ちが落ち込みがち／気力が湧かず、時折動悸を感じる
諸症：不安神経症、不眠症、貧血、健忘、動悸など

【構成生薬】
- 黄耆 — 補気
- 人参・白朮・甘草・茯苓・大棗・生姜 — 四君子湯
- 当帰 — 補血
- 竜眼肉・酸棗仁・遠志 — 安神
- 木香 — 理気

【処方解説】
- 気虚と脾虚の両方を同時に改善できる優れた処方。
- ベースは気虚の基本処方である四君子湯で、これに気を補う黄耆を加えて補気作用を増強。竜眼肉・酸棗仁・遠志には安神作用があり、当帰で血を補い、木香で気を巡らす理気作用をプラスしている。
- ものが食べられないために気が作れず、常に心身のエネルギー不足に陥っている人に適する。
- 眠りが浅く、夜に何度も目を覚ましたり、ぼうっとして集中できず、物忘れが多いという人が服用する（「心血」という、精神活動を正常に行うための血が不足している人に起こる不調）。
- 作用がとても穏やかで刺激がなく、弱っている人にも安心してすすめられる。

銀翹散（ぎんぎょうさん）

● **感冒が喉の腫れや痛み、頭痛から始まり、悪寒のない人に**
喉の腫れや痛み、頭痛、強い熱感を訴える
諸症：感冒、急性扁桃炎、化膿性熱疾患

【構成生薬】
- 連翹・金銀花・淡竹葉 — 清熱解毒
- 薄荷・牛蒡子・淡豆鼓 — （辛涼）解表
- 荊芥 — （辛温）解表
- 桔梗 — 去痰・止咳
- 羚羊角 — 消炎・鎮痙
- 甘草 — 消炎・調和

【処方解説】
- 「温病」に対して清熱作用を柱とし、葛根湯や小青竜湯のような「温めて治す」方剤と対極にある漢方薬。
- 消炎作用や抗菌作用を持った生薬を集めることで即効性のある処方になっており、感冒でいえば、いつも喉の腫れや痛みから始まり、熱感が強く悪寒がないタイプに向く。
- 発熱や喉の痛み、熱性の咳などには非常に早く効果が出るので、夜に飲んで翌朝には痛みが引くこともある。
- 清熱作用が強いということは、体に冷えがある人、悪寒を感じるような感冒の時には飲めないので注意。

荊芥連翹湯（けいがいれんぎょうとう）

●皮膚や粘膜が弱く、鼻炎症状やアレルギー体質の人に

皮膚粘膜がデリケートで、呼吸器や皮膚に不調が出やすい人の次の諸症
諸症：慢性鼻炎、慢性扁桃炎、（アトピー性）皮膚炎、ニキビや吹き出物

【構成生薬】
- (荊芥・防風・白芷)─止痛
- (柴胡・薄荷・連翹)─（辛涼）解表
- (黄連・黄柏・黄芩・山梔子)─清熱解毒（黄連解毒湯）
- (地黄・当帰・芍薬・川芎)─補血・活血（四物湯）
- (桔梗・枳実・甘草)─排膿（膿を排出）・解毒

【処方解説】
- 清熱解毒の代表薬である黄連解毒湯と、補血・活血の四物湯を組み合わせ、さらに解表と膿を排出する能力を加えた処方。
- 清熱解毒の薬が熱を取り、補血と活血の薬は体を温める、という一見矛盾した組み合わせが特徴。血液の状態（量や循環）が悪いために老廃物の除去がうまくいかず、毒素が溜まって炎症が生じている状態を根本から改善する。
- 種々の解表剤はかゆみを抑えたり、こうった毒素を外部に排泄することで、皮膚症状を改善させる。特に、鼻、耳、扁桃腺など上半身に炎症を生じやすく（皮膚粘膜が敏感）、新陳代謝が悪く、熱がこもりがちなせいでニキビや吹き出物が増えるタイプに。

桂枝加朮附湯（けいしかじゅつぶとう）

●患部が冷えを感じて痛むという人に

患部が冷えて固まり、痛みを感じる、多汗でだるさのあるタイプ
諸症：神経痛、関節痛

【構成生薬】
- (蒼朮)─利水
- (炮附子)─桂枝湯の温性を増強（散寒・止痛）
- (桂皮・生姜・大棗・甘草・芍薬)─桂枝湯

【処方解説】
- 寒邪と湿邪（冷えと湿気）という2つの要素による痛みを改善する処方で、温性の桂枝湯に蒼朮と炮附子を加えた構成。
- 蒼朮は利尿作用を持ち、体内の水分代謝を正して湿気による痛みを改善する。炮附子は桂枝湯の温性をさらに増強する。
- 冷えと湿気による痛みの特徴は、患部の「重だるさ」を感じること。
- 桂枝湯は体を温め、血管を拡張し、筋肉の痛みを緩和させる力がある（かぜの時の節々の痛みを治すメカニズムと同じ）。
- 患部に冷えとだるさを感じる、あるいは気温の低い時期や湿気の多い時期などに痛みが出るという場合でも使える。逆に、患部の炎症が強い（痛みの原因が違う）時は、温性の薬剤は症状を増悪させる危険性があるので使用を避ける。

桂枝湯（けいしとう）

- **頭痛、汗が出て、悪寒がする人に**

頭痛、発汗、悪寒の症状を持つタイプ
諸症：感冒、肩こり、筋肉痛、関節痛

【構成生薬】
- 桂皮・生姜 ─ 解表
- 芍薬 ─ 鎮痙
- 甘草・大棗 ─ 和胃（胃の機能を整える）

【処方解説】
- 葛根湯から麻黄と葛根を抜いた処方。発汗を促す作用の強い2種を抜いたことで、発汗していたり体力を消耗している人、妊婦なども安心して使えるようになる。特に妊婦の感冒薬としては最も重宝する漢方薬。
- 基本的にはマイルドになった解表剤であり、発汗作用よりも、体を温めて体調を改善させる点に重きを置いた処方になる。悪寒の有無が選択の指標になり、熱感だけがある感冒には使えない。
- 麻黄を使いたくない（汗は出ており、肩や首の強張りが強い）という人には、桂枝湯＋葛根の「桂枝加葛根湯」がある。

桂枝茯苓丸（けいしぶくりょうがん）

- **下腹部痛や月経痛があり、記憶にない打撲やうっ血のある人に**

体力は中程度以上で、下腹部痛や肩こり、頭痛、上のぼせ下冷えを訴える
諸症：月経不順、月経異常（出血多めで黒い血や塊が出る）、下腹部痛や生理痛、打撲、肩こり、シミ

【構成生薬】
- 牡丹皮・桃仁・芍薬 ─ 活血化瘀
- 桂皮 ─ 血流の促進（温経通脈：体を温めて循環を正す）
- 茯苓 ─ 利水

【処方解説】
- 瘀血を改善する最もポピュラーな処方。
- 牡丹皮や桃仁は駆瘀血薬（瘀血を取り去る生薬）で、活血薬である芍薬がその働きを支える。
- 桂皮は体を温め、血管を広げることで血流を促進。茯苓は水分代謝を改善させ、余剰な水分の排泄を促してむくみを取る。血流や水分代謝の改善が、うっ血や打撲などの瘀血症状の改善を促進する。
- 瘀血は、流れが詰まることで痛んだり、できものができたり、黒ずんだりする特徴があり、それらがこの漢方薬を用いる指標となる。
- シンプルな構成で使いやすい処方だが、瘀血の改善薬は「下に降ろす」性質があり妊婦には禁忌となるので注意。

香蘇散（こうそさん）

- **イライラを感じ、胃腸系の虚弱のある人のかぜに**

胃腸虚弱で神経質で、イライラを伴う人の次の諸症
諸症：感冒（初期）、イライラ、頭痛、腹痛、吐き気

【構成生薬】
- 香附子 ─ 疏肝解鬱・理気
- 蘇葉・生姜・陳皮 ─ 解表・理気健胃・止嘔
- 甘草 ─ 調和・健胃

【処方解説】
- もともと胃腸虚弱で神経質、あるいはイライラを強く感じるタイプの人の、初期の感冒に用いる。気持ちが鬱々とするようなタイプにも適する。
- 香附子・蘇葉・陳皮といった効果の高い理気剤を多く含み、気の停滞を改善させる力が高い。解表剤としての発汗能力を備え（葛根湯や麻黄湯などと比べるとマイルドで安全性が高い）、胃腸系の不調である腹痛や吐き気を改善させる力も併せ持つ。
- 小児や高齢者、妊婦などのかぜにも安心して使える漢方薬なので重宝する。特に、妊婦のかぜには、桂枝湯と合わせて頭に入れておくとよい（精神の不安定があれば香蘇散のほうが適する）。

牛車腎気丸（ごしゃじんきがん）

- **特に下半身の冷えとむくみを訴え、排尿にトラブルのある人に**

体の冷えが強く、下半身がむくみ、口の渇きを訴えるタイプ
諸症：排尿困難、頻尿、むくみ、腰痛、だるさ、耳鳴り、など

【構成生薬】
(地黄・山茱萸・山薬・牡丹皮・沢瀉・茯苓・桂皮・附子)─八味地黄丸
(牛膝・車前子)─補腎＋利水

【処方解説】
- 八味地黄丸に牛膝と車前子という2つの生薬をプラスした処方。八味地黄丸は補腎薬の基本処方である六味地黄丸に桂皮と附子を足したものなので、「六味地黄丸＋桂皮＋附子＋牛膝＋車前子」という考え方もできる。
- 牛膝と車前子は、補腎の作用に加えて体内の水分代謝（特に下半身）を正す作用の強い生薬。
- 八味地黄丸は六味地黄丸の補腎作用に温陽（体を温める力）作用を加えた処方だが、さらに利水作用を加えることで、八味地黄丸の証を持ちながら下半身のむくみやだるさなどを訴える人に最適の処方となっている。

五淋散（ごりんさん）

- **排尿痛が強く、尿の色が濃い、急性膀胱炎の改善に**

排尿痛や残尿感の強い、色のついた尿を伴う症状
諸症：頻尿、膀胱炎

【構成生薬】
(黄芩・山梔子)─清熱解毒
(地黄・芍薬・甘草・当帰)─補血
(木通・滑石・沢瀉・茯苓・車前子)─清熱・利水

【処方解説】
- 竜胆瀉肝湯と似た部分が多いが、実証向けの竜胆瀉肝湯と比べて作用がややマイルドになっており、中程度の体力の人でも服用が可能。
- 急性で痛みを伴う膀胱炎にも使えるが、抗生剤で一時的に治っても繰り返してしまうような慢性化した場合にも使用可能。
- 黄芩・山梔子が清熱解毒作用を発揮し、芍薬・甘草・当帰・地黄で補血する。滑石・沢瀉・茯苓・木通・車前子で清熱＋利水の作用を担う。
- 炎症を鎮める処方が多いため、痛みや血尿（色の濃い尿）などの熱症に優れた効果を発揮する。尿路系の炎症には、竜胆瀉肝湯よりこちらをファーストチョイスにするのがおすすめ。

五苓散（ごれいさん）

- **やたらと喉が渇き水を多く欲するが、尿量が少ない人に**

口渇が強く、冷たい水を欲する尿量の少ないタイプ
諸症：吐き気、嘔吐、腹痛、めまい、むくみ、頭痛、水溶性の下痢、二日酔い

【構成生薬】
- (猪苓・沢瀉・茯苓・白朮)―利水
- (桂皮)―温経通脈

【処方解説】
- 猪苓・沢瀉・茯苓・白朮はいずれも水分代謝の調整を行う生薬で、胃腸系の機能回復作用も併せ持つ。そこに体を温め、血管を拡張させて血流を改善させる桂皮が合わさった処方。
- 五苓散を選択する指標は「口渇・尿量減少」。具体的には、胃腸の働きが低下し、水分が体内に停滞している「二日酔いの朝」。飲酒した翌日に喉が乾くのは、体内の水分バランスがおかしくなり、渇き（水分不足）とむくみやめまい（水分過剰）が混在するため。
- 体内の水はけを調節してくれる処方なので、体が「水あまり」を起こしている時には非常に重宝する。二日酔いで気持ちが悪い、喉がカラカラ、お腹が下痢という時に服用すると、かなりの即効性で楽になる。
- 「二日酔い対策」だけでもそれなりに売れる漢方薬だが、慢性の水滞症状にも使える。

柴胡加竜骨牡蠣湯（さいこかりゅうこつぼれいとう）

- **イライラと不安感が共存し、不眠に悩む人に**

体力は中程度以上で、精神不安（イライラと不安感の共存）があり、不眠に悩み、時々動悸を感じるタイプ

諸症：高血圧傾向の随伴症状（動悸・不眠）、神経症、便秘、など

【構成生薬】
- (柴胡・黄芩)―疏肝
- (茯苓・半夏・生姜・人参・大棗・桂皮)―胃腸系を正す（利水・補気・健脾）
- (竜骨・牡蠣)―心の失調改善（安神）
- (大黄)―瀉下

【処方解説】
- ２つの神経症（イライラ、不安）を一挙両得で改善できる便利な漢方薬。
- 不安を感じて大きく揺さぶられる「心の失調」を鎮める竜骨・牡蠣と、イライラを感じる「肝の失調」を正す柴胡・黄芩が含まれる。
- 茯苓・半夏・生姜・人参・大棗・桂皮という胃腸系を正す（体内の水分代謝も改善させる）生薬を加え、ストレスにより便秘になり、体内にこもってしまった熱を瀉下させる大黄を加えることで、動悸やイライラなどの疾患を効率的に鎮める処方になっている。
- ストレス性の神経症（イライラ、不安）が根底にあり、動悸や不眠、便秘に悩む人に非常に効果的だが、大黄の瀉下作用には注意。
- 便秘傾向でない人には、便が緩くなる旨を伝えておく（大黄だけを抜いた「柴胡加竜骨牡蠣湯去大黄」という処方もある）。

柴胡桂枝湯（さいこけいしとう）

● **かぜの後期、熱感と寒気を繰り返すタイプの人に**

腹痛を伴うことが多く、胃腸炎を持つ、あるいはかぜの後期の人
諸症：往来寒熱（寒気と熱感を繰り返す）、頭痛、悪心、胃痛、腹痛、など

【構成生薬】

桂皮・生姜・大棗・甘草・芍薬 ─ 桂枝湯
柴胡・黄芩・半夏・人参 ─ 小柴胡湯

【処方解説】
- 小柴胡湯と桂枝湯を合わせた処方。非常に汎用性の高い漢方薬で、「かぜの後期」と「ストレスを抱えた人の腹痛や胃痛」に頻用される。
- 桂皮・生姜は温性の解表剤、柴胡・黄芩は涼性の解表剤。半夏で去痰し、人参・大棗・芍薬・甘草が胃腸系の働きを正して痛みや痙攣を取る。
- 解表剤といっても、葛根湯や小青竜湯のように強い生薬（麻黄など）を含まず、作用が穏やかなので、体力の少ない人や汗が出ている人、消耗のあるかぜの後期でも使うことができる（かぜの初期でも胃腸系の疲れが強い時は使っても問題ない）。
- ストレスによる自律神経の興奮を鎮める柴胡が入っているため、ストレス性の腹痛や胃痛にも使える。
- 胃痛や腹痛に加えて、精神的なイライラや、ムカムカする吐き気、悪心がある場合にも積極的に使える漢方薬。

酸棗仁湯（さんそうにんとう）

● **体に大きな疲れを感じて眠れない人に**

心身ともに疲れを感じる虚弱なタイプで不眠を訴える
諸症：不眠症、神経症

【構成生薬】

酸棗仁・茯苓 ─ 精神のリラックス（安神）
川芎 ─ 血液循環（活血）
知母 ─ ほてり、のぼせの改善（清熱）
甘草 ─ 調和

【処方解説】
- 漢方で不眠を改善させようとする時のファーストチョイスになる処方。
- 精神をリラックスさせる安神作用を酸棗仁（茯苓も補助）が担い、川芎は血液循環を正し、知母は体を潤しながらほてりやのぼせ（虚弱な人に出るもの）を改善する。甘草でバランスをはかって精神を鎮静し、滋養しながら良質な睡眠を手助けする内容。
- 人間は心身ともに疲れると不眠になり、精神も不安定になるが、その症状を改善するのにふさわしい構成の漢方薬といえる。
- 習慣性もなく、安心して使える。

滋陰降火湯（じいんこうかとう）

● **皮膚が乾燥し、ほてりがあり、患部に炎症を感じる人に**
皮膚や便が乾燥し、全身に体液が足りていないタイプ
諸症：気管支炎、咳（痰の切れないもの）

【構成生薬】
- (麦門冬・天門冬・地黄)──潤いを与える（滋陰）
- (芍薬・当帰)──補血
- (黄柏・知母)──清熱
- (白朮・甘草・陳皮)──消化器系を正す（補脾・理気）

【処方解説】
- 体液（津）が欠乏する陰虚の傾向が強く、皮膚が乾燥するところを、麦門冬・天門冬・地黄などで陰を補いながら、当帰・芍薬の補血薬で血も補い、黄柏・知母で熱を取る。
- 白朮・甘草・陳皮はいずれも消化器系（脾）を正す働きで、地黄や当帰などによる胃腸への負荷を軽減する。
- 麦門冬湯と同様に乾燥性の咳や気管支炎を改善させるが、胃腸系が弱い人は麦門冬湯が適している。
- 潤す力は麦門冬湯よりも強いが、服用した時に胃にさわったり、下痢をしたりする場合は使用を避けたほうが無難。

四逆散（しぎゃくさん）

● **イライラして胃が痛んだり、お腹が痛くなる人に**
胸や腹部に重苦しさや詰まった感覚があり、イライラ、気持ちの落ち込みがある
諸症：胃痛、腹痛、胃炎、神経症（イライラ、落ち込み）

【構成生薬】
- (柴胡・枳実・芍薬)──疏肝・理気
- (芍薬・甘草)──芍薬甘草湯（痙攣や痛みの緩和）

【処方解説】
- イライラすると胃が痛んだりお腹が痛くなるタイプの気滞を改善させる処方で、生薬は4種類とシンプル。
- 柴胡・芍薬・枳実の組み合わせは気の巡りをよくし、停滞による腹部の張りを緩和し、ガスの排出を促す。さらに、芍薬と甘草の組み合わせには筋肉の痙攣や痛みを鎮める（芍薬甘草湯）効果がある。
- 加味逍遙散でも四逆散でも、気滞改善の主役は「柴胡」。柴胡は自律神経の緊張による神経の高ぶりや、筋肉・内臓のこりや痛みを、清熱させることで改善。
- 枳実も気を巡らせる作用を持つため、筋肉の痛みや痙攣を取る芍薬甘草湯に、清熱と気を巡らせる柴胡と枳実が加わった処方という見方もできる。
- 気滞体質の人が胸や上腹部がつかえるような感覚を「胸協苦満（きょうきょうくまん）」と呼び、指標の1つとなるので覚えておきたい。

四物湯（しもつとう）

●肌の色や髪、爪にツヤのない人に

皮膚が乾燥し、色やツヤがないのが最も簡単な見た目の指標
諸症：月経不順、経血の減少、冷え性、シミ、乾燥肌、貧血（めまい、立ちくらみ）

【構成生薬】

地黄・芍薬・当帰 ─ 補血
　　　　　　川芎 ─ 活血

【処方解説】
- 血虚改善の基本処方で、非常にシンプルなので理解しやすい。
- 地黄・当帰・芍薬が結びついて強い補血作用を持ち、川芎と当帰の組み合わせにはその流れを活発にする活血の働きがある。
- 血虚は、血が持つ潤す力と栄養が不足した状態で、そのために乾燥して髪や爪のツヤが失われる（栄養不足）。
- 四物湯は基本的に単体で使われることは少なく、他の処方と組み合わせて血虚の改善の作用を増強する「サブ的」な役割の処方であると理解する。
- 当帰や地黄は胃腸にさわることがあるので、胃腸虚弱の人には使用量を減らす、または使うのを避けるようにしたほうがよい。

芍薬甘草湯（しゃくやくかんぞうとう）

●体の内部・外部ともに使える鎮痛剤

筋肉の痙攣と痛みを伴うものに
諸症：筋肉の痙攣、つり（こむらがえり）、腹痛、腰痛、その他種々の痛み

【構成生薬】

芍薬 ─ 筋肉の緊張緩和、補血
甘草 ─ 抗炎症・鎮痙

【処方解説】
- 2種類の生薬構成という極めてわかりやすい鎮痙＋鎮痛の基本処方。筋肉や腱などの緊張状態（つり、痛み）を補血することで緩和する芍薬と、鎮痙、鎮痛（抗炎症作用）に優れた甘草がそれぞれを支えて効果を発揮する。
- 体力や証に関係なく使える汎用性の高さと、体の外部（筋肉痛）だけではなく内部（腹痛、腰痛など）にも、痙攣を伴う痛みに即効性が期待できることから、非常に重宝する。
- 甘草の配合量が多いため、長期使用には注意が必要（筆者は慢性的に毎日使うのは避けるべきと考える）。頓服薬として、痛みや痙攣が出た直後に服用するのが望ましい。

十全大補湯（じゅうぜんだいほとう）

●すぐに疲れて横になってしまう貧血を訴える人に

疲れやすく、すぐに疲れては体調を崩したり横になってしまう人の次の諸症
諸症：易疲労、体力低下、めまい、ふらつき、食欲不振、冷え性、貧血症状全般

【構成生薬】

- 地黄・芍薬・当帰 ─ 補血 ┐
- 　　　川芎 ─ 活血　　　┘─ 四物湯
- 桂皮 ─ 補陽・散寒（温熱効果）
- 黄耆・人参・白朮・茯苓・甘草 ─ 補気健脾

【処方解説】

- 気虚＋血虚という気も血も不足している状態（気血両虚）を改善するための漢方薬。血虚を改善させる四物湯（地黄・芍薬・当帰・川芎）に補気健脾剤（人参・白朮・茯苓・甘草・黄耆）を組み合わせている。さらに血行促進と補陽（熱エネルギーの増強）作用がある桂皮を加えて、エネルギーと血の不足を改善する構成。
- 大病後や手術後の回復促進、慢性的な疲労や貧血症状などの改善にも適している。
- 栄養不足が長く続けば内臓機能が低下し、顔面蒼白（青白い顔）、爪や髪のトラブル（割れやすい爪、髪のツヤやコシの低下、脱毛など）があらわれる。
- 医療現場では、疲労感に対して補中益気湯がよく処方されているが、衰弱の激しいタイプにはこちらのほうが適している。

十味敗毒湯（じゅうみはいどくとう）

●患部が熱を持って炎症を起こしたり化膿している蕁麻疹や湿疹に

患部に熱感と発赤があり、化膿するタイプの次の諸症
諸症：急性の蕁麻疹、化膿性皮膚湿疹、水虫

【構成生薬】

- 防風・荊芥・独活・川芎 ─ 去風・去湿
- 茯苓・生姜 ─ 利水・健脾
- 柴胡・桜皮・桔梗・甘草 ─ 清熱・解毒

【処方解説】
- 日本生まれの漢方薬。風邪（ふうじゃ）＋湿邪（しつじゃ）という2つの原因で起きたかゆみ、皮膚の湿疹や蕁麻疹（化膿性で患部の熱感や発赤を持つものが多い）に対して、防風・荊芥・独活・川芎の血管拡張作用で発汗を促し、風湿の害を発散（去風・去湿）させて皮膚症状を改善する。
- 柴胡・桜皮・桔梗・甘草が皮膚の炎症を鎮めて解毒を促進し、茯苓・生姜が患部に溜まった湿邪を取り除く力をさらに促進する。
- 皮膚疾患に対する漢方薬の中でも、十味敗毒湯のように発汗作用のある生薬を含むものは、使用初期に一時的に皮膚状態や湿疹の具合が悪化する（好転反応）ことが多いのが特徴。
- 同じ皮膚疾患でも、主たる原因が風邪＋湿邪なら十味敗毒湯、風邪なら清上防風湯、血虚による血液循環の低下なら荊芥連翹湯、というように選択する処方が異なる。

小柴胡湯（しょうさいことう）

- **食欲がなく、口の苦味や喉の渇きを訴えるかぜの人に**

寒気と熱感を繰り返す感冒症状／喉が渇き、口が苦い
諸症：胃炎、吐き気、かぜの中期～後期

【構成生薬】
- (柴胡・黄芩)―疏肝
- (人参・大棗・甘草)―補気健脾
- (生姜・半夏)―吐き気を治す（制吐）

【処方解説】
- 柴胡と黄芩の組み合わせで、「往来感熱」（おうらいかんねつ）といわれる寒気と熱感を繰り返す感冒後期に見られる発熱を正す。この組み合わせは、臓器の熱を消炎する作用に優れるので、小柴胡湯は肝炎や胃炎などの内臓炎症にも用いられる。
- 半夏と生姜は吐き気を治し、人参・大棗・甘草は補気健脾薬として働くので、吐き気を伴うかぜ（特に後期の症状）や胃炎などに非常に効果的。
- 使われる疾患はやはり感冒（かぜ）が多いが、内臓熱症への転用が可能ということを覚えておくと、汎用性の高い処方として活かせる。

小青竜湯（しょうせいりゅうとう）

- **透明な鼻水、痰、咳が出て、無汗で悪寒を感じる人の感冒に**

透明でサラサラした鼻水や痰を伴い、無汗で悪寒、発熱のある人
諸症：鼻かぜ、アレルギー性鼻炎、花粉症、鼻炎、気管支炎、気管支喘息、尿の出が悪い

【構成生薬】
- 麻黄・桂皮・細辛・乾姜 ─ 温性の解表剤
- 五味子・半夏 ─ 去痰・鎮咳
- 芍薬・甘草 ─ 芍薬甘草湯（痙攣や痛みの緩和）

【処方解説】
- 花粉症に使われることで有名な漢方薬だが、「花粉症＝小青竜湯」ではないので注意！
- 体内に冷えがあるために透明な鼻水や痰（粘性は低くサラサラ）が出る感冒に対する解表剤（体を温める葛根湯と同じ）で、熱症状だけの花粉症（色の濃い鼻水や目のかゆみなどが強いなど）には逆効果になる。
- 麻黄・桂皮・細辛・乾姜は全て温性の解表剤で、五味子と半夏に去痰や咳を鎮める効果があり、芍薬・甘草で痙攣や痛みを緩和。即効性があり、使いやすい感冒薬。
- 解表剤には汗をかかせる性質があるので、使う時には「汗が出ていない」（脇の下を触って汗ばんでいないか確認するのが簡単）「ゾクゾクとした悪寒を感じる」といったポイントを押さえておく。
- 体力を消耗する可能性がある処方のため、長期服用には向かない（1～2か月続けての服用などは極力避ける）。

消風散（しょうふうさん）

●移動する皮膚のかゆみ、ジュクジュクした赤みを持つ人に
分泌物のある湿疹や皮膚炎で、患部が日によって移動するタイプ
諸症：慢性湿疹、皮膚炎

【構成生薬】
- 防風・荊芥・蝉退・牛蒡子 ─ 風邪（ふうじゃ）を正す
- 石膏・知母・苦参 ─ 熱を取る（清熱）
- 蒼朮・木通 ─ 湿邪を除去する（利湿）
- 当帰・胡麻・地黄 ─ 補血・滋陰
- 甘草 ─ 調和

【処方解説】
- 「風湿熱」という言葉で捉えるとわかりやすい処方。幹部が移動する性質のある風邪と、患部がジュクジュクした熱（湿熱）が合わさった皮膚炎、湿疹（慢性化したものを指標にする）に効果的。
- 防風・荊芥・蝉退・牛蒡子は風邪を正す組み合わせ。石膏・知母・苦参は熱を取り（清熱）、蒼朮・木通は湿邪を除去する力を持つ。
- 当帰・胡麻・地黄は体を潤して血を補う組み合わせなので、「ジュクジュクした症状に使えないのでは？」と思われがちだが、血と潤いはあくまでも皮膚の滋養が目的（このあたりが皮膚疾患に漢方を用いる難しさ）。

辛夷清肺湯（しんいせいはいとう）

●蓄膿症、慢性鼻炎（熱証）の人に
慢性化した蓄膿症、副鼻腔炎タイプ
諸症：鼻づまり、蓄膿症、慢性鼻炎

【構成生薬】
- 辛夷 ─ 塞がりを通す
- 黄芩・山梔子・知母・石膏・升麻 ─ 清熱解毒
- 百合・麦門冬・枇杷葉 ─ 肺を潤す（潤肺）

【処方解説】
- 肺に熱がこもる（潤いが逃げてオーバーヒート状態になる）ことで、肺とつながる鼻も熱で塞がり、慢性化すると蓄膿や慢性鼻炎の症状となる。辛夷清肺湯はこれを正す処方。
- 主役の辛夷は辛味の性質で鼻づまりなどを改善させる作用があり、黄芩・山梔子・知母・石膏・升麻は清熱の生薬、百合・麦門冬・枇杷葉は肺を潤す働きを担う。
- 「肺を潤す」というのは「粘膜を潤す」ともいえ、乾燥して炎症を起こしている鼻の部位にも潤いを与えて機能を回復させる。
- 「慢性化した肺の熱証」を目安に使うとよいが、肺の熱証がないケース、あるいは急性の場合は葛根湯加川芎辛夷のほうが向く。肺の熱証があっても胃腸系の弱い人には、麦門冬湯を使うほうが副作用の心配が少なくおすすめ。

参苓白朮散（じんりょうびゃくじゅつさん）

●胃腸虚弱で下痢や軟便を繰り返す人に
胃腸虚弱で食欲不振で下痢・軟便傾向の人。痩せ型で体力虚弱なタイプ
諸症：易疲労感、下痢軟便（慢性）、お腹に力が入らない

【構成生薬】
- 人参・甘草・白朮・茯苓 ─ 胃腸系の機能改善（補益脾胃）
- 薏苡仁・扁豆・山薬・蓮肉 ─ 下痢止め（止瀉）
- 縮砂・桔梗 ─ 気の巡りを改善（理気）

【処方解説】
- 人参・甘草・白朮・茯苓が合わさり胃腸系の機能を改善し、薏苡仁・扁豆・山薬・蓮肉が体内の余剰な水分を除き、下痢を止める。
- 縮砂と桔梗は、気を巡らせる力を持ち、働きの滞った胃腸系の機能を駆動させる。
- 全ての構成生薬が穏やかな作用を持ち、熱したり冷ましたりする強い反応を起こさずに内臓機能を整えるので、大病などで体力を消耗したり、もともと虚弱な人でも安心して使える。
- 服用の目安は、軟便や下痢も色が薄く、臭いもきつくないこと(腸内の炎症がある場合は臭いもきつくなる)。
- 慢性下痢に使うのがポピュラーだが、発熱や寒気を訴えないが食欲がなく、軟便になってしまったという感冒時などにも回復剤として重宝する。

清上防風湯（せいじょうぼうふうとう）

●赤く、固く、熱感を感じるニキビに
熱を伴って固く、隆起のはっきりした次の諸症
諸症：ニキビ

【構成生薬】
(防風・荊芥・薄荷・川芎)―解表・去風
(桔梗)―排膿、解毒
(連翹・山梔子・黄連・黄芩・甘草)―清熱・解毒
(枳実)―理気

【処方解説】
- 顔面の中心や上半身にできる、固くて赤みのあるニキビ、吹き出物（風邪が入り込み体内で熱を発することが原因）に対する処方で、色のない白く小さなニキビなどには適さないことが多いので注意。
- 防風・荊芥・薄荷・川芎・白芷は、体表血管を拡張する解表効果により風邪を除く。赤みの強い吹き出物は化膿性のものが多いが、連翹・山梔子・黄連・黄芩・甘草が清熱して炎症を取りながら解毒し、桔梗が膿を排出する。枳実が気の巡りをよくすることで、それぞれの生薬の吸収を高め、効果を発揮しやすくする。
- あくまでも熱感の強いニキビに使う処方のため、手足が冷えていたり、冷え性の自覚があるような人には使用しない。

大黄甘草湯（だいおうかんぞうとう）

●漢方の下剤。頑固な便秘の人に
習慣化した便秘に用いる、実証向き
諸症：習慣性便秘

【構成生薬】
(大黄)―清熱・瀉下
(甘草)―鎮痙・止痛

【処方解説】
- 芍薬甘草湯のように、2種類の生薬だけで構成されたシンプルな処方。
- 大黄は瀉下剤（下剤）の代表格だが、大黄のみで使うと習慣性が出て効果が次第に落ちてしまう欠点がある。便意が出た時に強い腹痛を伴うことが多いため、鎮痙の作用を持つ甘草をプラスすることで痛みを抑える。
- 甘草には瀉下作用の行き過ぎを抑えてマイルドにすることで、習慣性が出るのを控えさせる効能もある。
- 基本的に「どうしても出ない、便秘が続いて限界！」という時の頓服とし、虚証や冷えの強い便秘のタイプには麻子仁丸のほうがおすすめ。極度の実証の便秘以外は、長期服用は控えたほうがよい。

沢瀉湯（たくしゃとう）

- **グラグラめまい、回転性のめまいのいずれかに悩む人に**

神経性、胃腸虚弱、メニエール病など様々なタイプ
諸症：めまい

【構成生薬】
(沢瀉・白朮)―利水

【処方解説】
- 広い意味でのめまいのファーストチョイス漢方で、2種類の生薬からなるシンプルな構成。
- どちらも利水作用を持つ生薬だが、沢瀉は寒性、白朮は温性と相反する性質を持っている。「相反する性質でぶつかり合うのでは？」と思われるが、漢方の場合は温寒すなわち「陰陽」のバランスがとれることでむしろ適応範囲が広がる。沢瀉湯も、グラグラする立ちくらみから回転性のめまいまで幅広くカバーできる。
- 胃内から胸（みぞおちのあたり）まで停滞した余剰な水分がめまいを引き起こし、沢瀉湯はそれを除去するというメカニズム。
- 胃下垂、神経性、暴飲暴食など様々な原因でも対応が可能なので、めまいに活用しやすい漢方薬。

治打撲一方（ぢだぼくいっぽう）

- **打撲による腫れと痛みを改善させるファーストチョイス漢方薬**

打撲後、炎症や熱感の強い場合
諸症：打撲、捻挫、骨折の痛み

【構成生薬】
- 川骨・樸樕・川芎 — 活血化瘀
- 大黄 — 瀉下
- 桂皮・丁子 — 気の流れの改善（理気）
- 甘草 — 消炎・鎮痙作用、全体の調整（調和）

【処方解説】
- 日本で作られたオリジナル漢方。
- 川骨・樸樕はあまり耳にしない生薬だが、川芎を加えることで打撲時の急性瘀血（血液が打撲によりうっ血した状態）を改善させる。桂皮と丁子は、血を運ぶためのエネルギー循環（気の流れ）も同時に正して改善を早める。
- 下剤である大黄が入っているのは、打撲による急性瘀血はとにかく「下す」ことで分解・排除を早めるのが鉄則とされるため。
- 甘草は全体の調整と消炎・鎮痙作用を担う。
- 基本的には、外傷性のうっ血や打撲による痛みや腫れを改善させる処方で、なるべく早い時期での使用がおすすめだが、ある程度時間がたってからでも効果が全くないわけではない。
- 下剤が入っているために便が緩くなるので、その必要性と意味をしっかりと説明しておくことが必要。

釣藤散（ちょうとうさん）

●高血圧傾向で、イライラした時に頭痛を感じる人に

高血圧症あるいは動脈硬化症があり、イライラした時などに頭痛を感じる人の次の諸症
諸症：頭痛（側頭部〜後頭部が多い）、ふらつき、不眠、手足のしびれや震え

【構成生薬】
- 釣藤鈎・菊花・防風・石膏 — 平肝（肝の働きを正す）・清熱
- 半夏・生姜・陳皮 — 理気・加湿
- 人参・甘草・茯苓 — 補気健脾
- 麦門冬 — 補陰

【処方解説】
- もともと高血圧傾向であったり、動脈硬化症を患っている人で、「肝」に不調があり、体内に余剰な水分が毒化した「痰」が停滞したタイプには、イライラ、頭痛、ふらつき、めまい、手足の痙攣などが出やすくなる。
- 肝の失調を正す生薬が多く含まれ、特に主薬の釣藤鈎には優れた鎮静・鎮痙・降圧効果がある。釣藤散を用いるケースでは、肝のオーバーヒート状態と痰による病態が見られるため、半夏・生姜・陳皮など余剰な水分や痰を除去する生薬が多いのも特徴。人参・甘草・茯苓の補気健脾剤も、水分や痰の除去をサポートする目的で入っている。
- 水分除去を担う生薬たちが体を渇かしすぎないように、潤いを補う（補陰）の効果を持つ麦門冬が加えられている点もよくできている。

猪苓湯（ちょれいとう）

● **排尿時に痛みと熱感を感じ、血尿や色の濃い尿が出る人に**

尿量減少、または尿の出が悪く、排尿痛や残尿感を感じる人の次の諸症
諸症：排尿痛、排尿困難、血尿、膀胱炎

【構成生薬】

- 猪苓・沢瀉・滑石 ─ 清熱利水
- 茯苓 ─ 健脾利水
- 阿膠 ─ 補陰、止血

【処方解説】

- 「膀胱湿熱」と呼ばれる、膀胱や尿道に起きる炎症（炎症のために尿量が減り、尿色が濃くなる）の治癒を第一目的とする処方。「膀胱炎＝猪苓湯」という見方をされがちだが、これは不適切。
- 猪苓・沢瀉・滑石は、尿量の増加や抗炎症＋抗菌に働いて炎症を鎮める。茯苓・阿膠も尿量の改善、炎症で起きた血尿の改善（止血）に働き、膀胱内に潤いを補充して痛みを鎮静させる。排尿痛がひどい時には、芍薬甘草湯を合わせて鎮痛・鎮痙効果をプラスするとよい。
- 上記の症状がある場合は、尿路結石による痛みなどにも使用可能で、膀胱炎以外にも汎用性の高い漢方薬（ただし、排尿痛と血尿（濃い尿）の指標がない場合は、安易な選択は要注意）。

桃核承気湯（とうかくじょうきとう）

● **便秘がちで、月経前にイライラが強くなる人に**

便秘とのぼせ、イライラ（特に生理前）がある、比較的体力のある人向け
諸症：月経不順、月経痛、月経前の精神不安（イライラ）、便秘、頭痛、めまい、肩こり、顔のぼせ、下半身の冷え

【構成生薬】

- 大黄・芒硝 ─ 瀉下・清熱
- 甘草 ─ 痛みの緩和
- 桃仁 ─ 活血化瘀
- 桂皮 ─ 血流の促進（血行）

【処方解説】

- 瘀血の改善薬の中でも、特に体内にこもる熱による障害を取り除く性質のある処方。
- 用いる際の第一の指標は便秘。通じが悪いために、瘀血による体に害をなす熱がこもり、のぼせだけではなくイライラなどの精神的な不安定も生まれる。瘀血はうっ血、すなわち血の流れの詰まりを生むので、のぼせる上半身に対して血流が滞る下半身は冷える。
- 下剤である大黄・芒硝が通じをつけ、甘草が下剤の痛みを緩和。桃仁は駆瘀血剤（瘀血を治す生薬）で、桂皮は温熱効果で血管を広げて血流を助ける（下剤による冷えを緩和する力もある）。
- 特に、女性の強いイライラと便秘を持った瘀血体質に使う漢方だが、体の冷えている人や虚弱な人には使ってはいけない漢方薬であることに注意。

当帰飲子（とうきいんし）

● **肌が乾燥し、かゆみの強い皮膚炎の人に**
皮膚の乾燥が強く冷え性で虚弱なタイプ
諸症：皮膚炎（乾燥性）、湿疹、かゆみ

【構成生薬】
- 当帰・芍薬・川芎・地黄 ─ 四物湯
- 何首烏 ─ 補血＋滋陰（潤い）
- 蒺莉子・防風・荊芥 ─ かゆみの除去＋風邪（ふうじゃ）を除去
- 黄耆・甘草 ─ 補気健脾

【処方解説】
- ベースに血虚の病態があり、これにより皮膚が乾燥し、かゆみが出る。
- 当帰・芍薬・川芎・地黄の四物湯（血虚改善のベースとなる漢方薬）を含み、何首烏が補血＋滋陰（潤い）作用を強化、蒺莉子・防風・荊芥で移動するかゆみ（風邪）を除去、さらに黄耆・甘草による補気健脾作用を加えた内容。
- 「湿邪」へのアプローチがないということが消風散と異なる点で、純粋な血虚に風邪（移動する性質）を持った病態をケアする形になっている。
- 健脾剤である黄耆や甘草が加わり、当帰による胃腸系への負担を軽減してくれているが、胃腸が極端に弱い人は少なめの分量から始めてみるのがおすすめ。

当帰四逆加呉茱萸生姜湯（とうきしぎゃくかごしゅゆしょうきょうとう）

● **冷えが強く下腹部の痛みを持つ、しもやけに悩む人に**
極度の冷え性であるが、生まれながらの症状であまり自覚がない場合が多い／冬になるとしもやけを訴える／同時に冷えを伴う強い下腹部痛を持つ
諸症：しもやけ、手足の冷え、下腹部痛、など

【構成生薬】
- 桂皮・細辛・当帰・呉茱萸・生姜 ─ 冷えを取る（散寒）
- 芍薬・甘草 ─ 鎮痛・鎮痙
- 大棗 ─ 健脾
- 木通 ─ 利水

【処方解説】
- しもやけに適応のある漢方処方。もともとの病態は血虚だが、冬場などでさらに外因としての冷えが重なることで、しもやけや冷えを伴う下腹部痛を引き起こした場合に活躍する。
- 桂皮・細辛・当帰・呉茱萸・生姜は全て温性で、冷えを取る能力を持つ。血管拡張作用、血行促進作用、造血能力が組み合わさり、冷えた部位に温熱効果を与えると同時に、芍薬・甘草の鎮痛・鎮痙作用、大棗の健脾作用、木通の利水作用をもって、血液の循環をサポートする。
- 本人の自覚のない冷えというのは、他者が触ってみると明らかに冷たい。しもやけなどは末端の血液循環不全の証明になるので、症状があれば使ってみるとよい。

当帰芍薬散（とうきしゃくやくさん）

- **下半身のむくみを持つ冷え性の女性に**

体力虚弱、冷え性で貧血傾向／疲れやすさや下半身のむくみを訴える
諸症：月経不順、月経痛、貧血、疲労倦怠、めまい、むくみ、立ちくらみ、耳鳴り、肩こり、腰痛、足腰の冷え

【構成生薬】
- (当帰・芍薬・川芎)─補血・活血
- (茯苓・白朮・沢瀉)─健脾・利水

【処方解説】
- 当帰・芍薬・川芎が補血・活血の作用を発揮。茯苓・白朮・沢瀉が体内の余分な水分を利尿作用で排除し、むくみを取る力を持つ点が四物湯とは異なる。余剰な水分が抜けることで消化吸収の働きが改善し、気と血の生成を促すことができる。
- エネルギー不足（気虚）があり、気から作られる血が不足するタイプに最適。継続する疲労や、病気や出産などの消耗の後に血虚の症状が出てきたという人には特によく効く。
- 下半身太りや肩こりは血液不足、あるいは血行不良によって起こるので、水の循環を正す力のある当帰芍薬散は非常に有効。服用の見極めは、血液不足（＝潤い、栄養不足）の見た目に、下半身のむくみが加わっていること。

人参湯（にんじんとう）

- **胃部に冷感があり、元気不足で下痢をする人に**

手足が冷え、食欲不振で元気不足のタイプ
諸症：水様便（下痢）、胃痛虚弱、易疲労感、胃アトニー、など

【構成生薬】
- (乾姜)─温熱能力（散寒）
- (人参・白朮・甘草)─補気健脾

【処方解説】
- 胃部に入り込んだ冷えが病態の原因となる。主な症状は、水様便や胃腸の不調、強い疲労感などで、冷えで増悪するという特徴がある（冷たい水などでも同じ）。また、胃部にある冷えのせいで、どちらかというと温かい飲み物を好む傾向になる。
- 生姜よりも温熱能力の高い乾姜を主薬に、人参・白朮・甘草の補気健脾剤を合わせたシンプルな処方構成。それだけに即効性も期待できる。
- 寒い地域に長時間いたり、冷たい飲食物の摂りすぎで水様の下痢になってしまった時などには、その効果を実感できる。
- 下痢が続き、体力を消耗した際の回復剤のほか、甘草の鎮痙作用で下痢だけではなく、腹痛改善にも効果を期待でき、非常に使いやすい処方といえる。

麦門冬湯（ばくもんどうとう）

- **喉に潤いがなく、乾燥の時期になると特に空咳の多い人に**

咽頭から喉にかけて乾燥感が強く、空咳が多い、あるいは痰が喉の奥に絡んで出てこない人／体力は中程度以下
諸症：気管支炎、気管支喘息、空咳、しわがれ声

【構成生薬】
(麦門冬・人参・大棗・甘草・粳米)―潤肺止咳（体を潤し、咳を止める）
(半夏)―去痰（化痰）

【処方解説】
- 気道の粘膜が乾燥している病態を持つ人（肺の陰虚）の空咳や気管支炎、気管支喘息によく用いられる。
- 痰は胃の中で作られる（漢方では痰や湿が溜まるのは胃と考える）ため、胃の陰虚になると痰が少なく、空咳が出やすくなる。体内の乾燥により顔を赤くして激しく咳き込むのも特徴。麦門冬湯は、肺だけではなく脾（胃）の陰虚状態も併せて改善する。
- 麦門冬が主薬となるが、人参・大棗・甘草・粳米の全てが体に潤いをつける潤性を持つ生薬で、半夏のみ全く逆の乾かす性質（燥性）を持つ。半夏は潤いすぎるのを調整しながら、優れた咳止めの効果を持つ。こういうバランス調整が漢方の興味深いところ。

八味地黄丸（はちみじおうがん）

- **冷えが強く、腰から下のだるさのある尿トラブルなど老化現象のある人に**

四肢の冷えが強く、疲れやすさ、下半身のだるさがあり尿のトラブルのあるタイプ
諸症：排尿困難、頻尿、残尿感、むくみ、目や耳の機能低下など老化現象

【構成生薬】
(地黄・山茱萸・山薬・牡丹皮・沢瀉・茯苓)―六味地黄丸
(桂皮・附子)―強い温性（温補腎陽）

【処方解説】
- 六味地黄丸に附子と桂皮をプラスした処方で、市販品でも多く出回っている。
- 附子と桂皮は強い温性を持った生薬で、血管拡張作用、強心作用、鎮痛作用に優れており、冷えやしびれ、腰痛などの症状の改善に役立つ。
- 六味地黄丸は体の潤いが不足した陰虚を改善する基本処方（種々の老化現象のもとである「腎虚」改善の基本処方でもある）だが、下肢を中心とする体の冷え（人によっては足裏のほてりを伴うことも）の強い人はこちらのほうがより効果的。
- 温性を持つ処方ゆえ、強いほてりや熱感を普段から持つ人の使用には注意が必要。尿トラブルや老化現象の相談で、寒熱を考えずに単純に八味地黄丸を選択するのは、思わぬトラブルを引き起こす可能性がある。

半夏厚朴湯（はんげこうぼくとう）

- **喉に異物感があり、よく咳払いをする人に**

気分が塞ぎがちで、喉や食道部位に異物感を感じ、吐き気やめまいを感じることがある
諸症：不安神経症、声嗄れ、しわがれ声、痰の多い咳、など

【構成生薬】
（半夏・生姜・茯苓）─去痰
（厚朴・蘇葉）─理気

【処方解説】
- 「喉の異物感を取るには半夏厚朴湯」というのはよく知られている。喉の異物感（「梅核気」と呼ぶ）の原因は緊張やストレスだが、胃部にある痰（余剰な水分が害になったもので、体のだるさなどの原因になるが精神不安定にもつながる）が緊張（ストレス）によって喉まで上がってきて異物感の原因になると考えられている。したがって、当然、痰も咳も出てくる。
- 半夏・生姜・茯苓が組み合わさって、体内の痰を除去する効果を発揮。厚朴と蘇葉は気を巡らせ気滞を取り除く（つまり、喉の異物感を引き起こす痰を押し上げる原因であるストレスを発散させようとする）。
- 服用については、緊張すると咳払いばかりする人が大きな指標になる。

半夏瀉心湯（はんげしゃしんとう）

- **神経過敏で、お腹が音を立てて鳴る人の下痢や胃腸トラブルに**

神経に負担がかかり、みぞおちのつかえや吐き気などを感じ、お腹がゴロゴロと鳴る人
諸症：下痢、軟便、口臭、胃炎（神経性）、げっぷ、胸焼け、口内炎、胃腸カタル

【構成生薬】
- (半夏・乾姜)―吐き気を止める（止嘔）
- (甘草・人参・大棗)―補気健脾
- (黄連・黄芩)―消炎＋整腸（清熱・燥湿）

【処方解説】
- どちらかというと神経が過敏で、そのストレスが胃腸や消化器系のトラブルを引き起こす人におすすめの処方。
- 半夏や乾姜はお腹を温めて吐き気を止め、黄芩と黄連は消炎・整腸作用があり、人参・甘草・大棗が結びついて胃腸系の働きを改善（補気健脾）する。
- 胃を温める作用と消炎（冷ます）作用の両方を持っているのが特徴だが、熱による口臭や口内炎と、寒による機能失調からくる下痢や吐き気の両方に対応できる優れた漢方薬。
- 服用のポイントは神経過敏、口臭・口内炎・みぞおちのつかえがあり、かつ下痢や軟便に悩む人。漢方では、こうした寒熱の共存などという一種矛盾を伴う病態が合わさって失調を起こすケースが存在し、またそれを正す漢方薬もしっかりと存在しているというのが面白い。

半夏白朮天麻湯（はんげびゃくじゅつてんまとう）

● 胃腸虚弱でめまいや頭痛を訴える人に

胃腸虚弱で下肢が冷えやすく、めまいや頭痛を訴えるタイプ
諸症：めまい、ふらつき、手足の冷え、頭痛、胃腸障害（食欲不振・嘔吐）、など

【構成生薬】
- (半夏)―痰を取り除く（去痰）
- (白朮・茯苓・沢瀉)―利水
- (天麻)―めまいや頭痛を正す
- (人参・黄耆・乾姜・陳皮・黄柏・麦芽・生姜)―補気健脾

【処方解説】
- 胃内に停滞する水分がめまいを引き起こすという考えに基づいて、胃内の余剰な水分をさばく利水作用を持つ生薬（白朮・茯苓・沢瀉）に、めまいや頭痛を正す天麻を加え、補気健脾作用を持つ人参・黄耆・乾姜・陳皮・黄柏・麦芽・生姜を合わせている。
- 痰を取り除く半夏が入っているため、「胃腸虚弱者が冷えにより水分を胃内に停滞させ、痰となり、それが原因となってめまいを起こした」という状態に非常に効果の高い処方。
- 胃内の水分代謝の異常を「水毒（すいどく）」と呼ぶが、半夏白朮天麻湯はまさしくこの水毒症状を正すことでめまいや頭痛を改善させる。
- 制吐作用にも優れるので、ぐるぐると回るような回転系のめまいで吐き気を伴う時などに非常に重宝する。

平胃散（へいいさん）

- **胃の働きが悪く、食滞（食べた飲食物の停滞）が起きる人に**

平素より胃腸機能が悪く、食べたらすぐにもたれを感じるようなタイプ
諸症：消化不良、胃もたれ、胃カタル、胃アトニー

【構成生薬】

蒼朮・生姜・大棗・甘草 ─ 胃腸機能を回復（健脾）
厚朴・陳皮 ─ 胃内の余剰な水分を除去（理気・去痰）

【処方解説】
- 胃腸機能を改善しながら気の巡りをよくして胃内の不要な水分（痰）を除去する処方。
- 特に、もたれを強く感じたり、だるさを訴える、いつも胃腸の重さを感じているという人にはぴったりの漢方薬。
- 蒼朮・生姜・大棗・甘草は胃腸機能を回復させ、蒼朮や厚朴は胃内の余剰な水分（痰や湿）を除去する作用があり、陳皮は気を巡らす理気作用でこれを補う。
- 胃腸かぜのような急性症状にも使うことができる上、慢性化した胃腸機能の低下による停滞症状にも効果的。
- 平胃散に消化能力の高い山査子・麦芽・神麴を追加した加味平胃散は、消化薬として有名な処方。

防已黄耆湯（ぼういおうぎとう）

- **汗かきで水太り型、体や膝にだるさを感じる人に**

汗かきでむくみやすく、体や膝にだるさを感じる人の次の諸症
諸症：肥満症、関節痛、むくみ、だるさ

【構成生薬】

黄耆・白朮・生姜・大棗・甘草 ─ 補気健脾
防已 ─ 利水・消腫（むくみの改善）

【処方解説】
- 黄耆・白朮・生姜・大棗・甘草の補気健脾作用で気の産生効率を高め、防已・白朮の利水作用で体内の水分代謝を正す、非常にわかりやすい構成で、水太り型の肥満症に用いる漢方薬。
- 汗をかきやすいのに、むくみやすくてだるさが取れないという場合、「気虚」が疑われる。エネルギー不足で代謝がうまくいかず、体内に余剰な水分が停滞して、肥満だけでなく関節痛なども起きる。汗かきは代謝がよいように見えるが、気虚により皮膚外へ「漏れ出てしまっている」と捉えるのが正解。
- 実証タイプの肥満に用いられることが多い防風通聖散と比べて、こちらは虚証（脾虚、気虚）タイプの肥満に用いる漢方薬。色白で、むくみやすく、多汗を訴える人にはおすすめ。短期間の服用でも余剰な水が抜けてシュッとする人が多い。

防風通聖散（ぼうふうつうしょうさん）

● **口が渇いて食欲旺盛なのに便秘する、高血圧症や動脈硬化症の人に**
体力旺盛で食欲もあり、便秘したり尿量の少ないタイプ
諸症：高血圧症、動脈硬化症、肩こり、のぼせ、湿疹、赤い吹き出物、脂肪太り

【構成生薬】
- (防風・荊芥・麻黄・生姜・薄荷・連翹)―発汗、解表剤
- (山梔子・黄芩・石膏・桔梗)―清熱解毒効果
- (当帰・川芎・芍薬)―血液改善（行血）
- (白朮・滑石)―水分代謝改善（利水）
- (大黄・芒硝・甘草)―瀉下（下剤）

【処方解説】
- まず、防風通聖散は「万能ダイエット薬ではない」ということに注意。
- もともとは「臓毒証」と呼ばれる体に熱を溜め込み、それにより高血圧症や動脈硬化症、梗塞などを引き起こす体質の改善に用いる漢方薬。熱を溜め込むのは、胃に熱が多く、食欲は旺盛なのに便通が悪くて発散できないため。
- 防風・荊芥・麻黄・生姜・薄荷・連翹の発汗と解表作用、山梔子・黄芩・石膏・桔梗の清熱解毒効果、当帰・川芎・芍薬の血液改善作用（造血・血行促進）、白朮・滑石の水分代謝改善作用、そして大黄・芒硝・甘草の瀉下（下剤）作用に大別される。
- 血行や体内の水分代謝を改善させる力はあるものの、基本は清熱（体内の余剰な熱を取る）作用と瀉下作用が主となる。この性質を理解した上で見ると、巷でダイエット薬として使われているこの処方は「食欲旺盛で便秘がちな体力のある脂肪太り」のタイプにのみ効果を発揮する。全く太っていない、体の冷えた女性が服用すると、間違いなく体調が悪くなるので注意。

補中益気湯（ほちゅうえっきとう）

● **疲れやすく食欲がなく、朝から疲労感がある人の救世主**
体力虚弱で元気がなく、胃腸の働きが悪く疲れやすい
諸症：虚弱体質・疲労倦怠感・食欲不振・喘息・寝汗・免疫の低下

【構成生薬】
- (黄耆・人参・白朮・甘草・大棗・生姜)―補気健脾
- (柴胡・升麻)―内臓機能の回復（升提：しょうてい／気力、体力を補い内臓を上に持ち上げる、下垂した内臓位置を正す働き）
- (陳皮)―気の流れの改善（理気）
- (当帰)―補血

2章 漢方の知識を効率よく身につけたい！

【処方解説】
- エネルギー不足である気虚改善の代表的な処方で、「医王湯（いおうとう）」の別名を持つほど優れた効果を持つ漢方薬。
- 食べたものと呼吸で取り入れた酸素が変換されて気になると考えられており、胃腸系（脾）や肺の機能が低下している人は気が不足してしまう。気が不足すれば心身ともに元気がなくなり、疲れやすくだるい状態になる。同時に、食欲不振などの胃腸障害や喘息やかぜなどを防ぐ、肺によって統括されている免疫・バリア機能も低下しがちになる。
- 黄耆・人参・白朮・甘草・大棗・生姜は補気健脾の働きを、柴胡・升麻は気虚によって落ちた内臓機能を持ち上げ、陳皮は気の流れを整え、当帰は血を補うことで総合的に気虚を治し、体に活力と元気を与えてくれる。

麻黄湯（まおうとう）

- **汗がなく、悪寒があり、関節が痛み、咳が出る人の初期のかぜに**

無汗で悪寒を感じ関節痛を訴える人の次の諸症
諸症：感冒初期症状（悪寒、発熱、頭痛、咳嗽）

【構成生薬】
- 麻黄・桂皮 ─（辛温）解表
- 杏仁 ─ 止咳・去痰
- 甘草 ─ 調和・和胃

【処方解説】
- 高い発汗作用を持つ麻黄と桂皮が入った、感冒初期に用いられる漢方薬。インフルエンザの適応症があることで有名だが、「インフルエンザ＝麻黄湯」ではないので注意。
- あくまでも無汗、悪寒発熱、頭痛、関節痛（頂背部のこりや痛み）などを訴え、咳症状が強い人、感冒初期で体力には余裕のある状況での服用が鉄則（悪寒がなく、熱感だけの場合は禁忌となるので注意）。
- 麻黄・桂皮の解表作用だけでなく、麻黄・杏仁・甘草の組み合わせが咳を止め、痰を排出する（気管支喘息など強い咳症状にもおすすめ）。
- 発汗作用を助けるために、服用後はしっかりと体を温めることが大切。汗をかいた衣服は早めに着替えるようにする。

麻杏甘石湯（まきょうかんせきとう）

- **喉の乾燥が強く、激しい発作（喘息発作も）が出る人に**

喉の乾燥が強く、顔を真っ赤にして激しい咳の発作を起こす人の次の諸症
諸症：気管支喘息、咳発作

【構成生薬】
- 麻黄・杏仁 ─ 平喘止咳（喘息や咳の発作を止める）
- 石膏 ─ 清肺（肺の中の炎症を取る）・平喘（喘息を鎮める）
- 甘草 ─ 和胃

【処方解説】
- 気管支喘息の発作に用いられる漢方薬で、生薬の数が少ないぶん効き目は速く、深い。
- 麻黄が気管支平滑筋の痙攣を緩和して咳発作を鎮め、杏仁が肺や気管支に潤いを与え、石膏が強力な制熱作用で炎症を鎮め、その働きを甘草が補う。
- 五臓の「肺」が炎症を起こすことで体内の津液（体液）が減少。これにより口や喉が乾燥し、熱性の咳や喘息発作が生じる。顔が真っ赤になるほど激しい咳をするのが発作時の特徴。
- 小児喘息にも使われる漢方薬。麻杏甘石湯は肺熱症に対して効果的だが、同じく喘息発作に用いられる小青竜湯は肺寒症に用いられる真逆の薬であることも知っておきたい。

麻子仁丸（ましにんがん）

●腸内が乾燥し、ウサギの糞のような乾燥便が出る人に
便が乾燥してコロコロした状態が続く、どちらかというと虚弱なタイプ
諸症：便秘とこれに伴う腹部膨満感、ニキビ、湿疹、のぼせ、めまい、など

【構成生薬】
- 麻子仁・杏仁 ─ 便通改善
- 芍薬 ─ 補血
- 大黄 ─ 瀉下
- 枳実・厚朴 ─ 蠕動運動を高める（理気）

【処方解説】
- ウサギのようなコロコロした乾燥便（兎便）の原因は、主に疲労、病後、加齢で、腸内の潤い不足による大腸のオーバーヒートと考えるとわかりやすい。
- 腸内を潤して便通をつけるというのがこの処方のコンセプトであり、その主たる働きは麻子仁・杏仁が請け負う。この2薬の働きを、補血と潤いを与える作用を持つ芍薬、瀉下作用の大黄、腸内の蠕動運動を高める枳実と厚朴が支えるという構成。
- 腸内に熱がこもると、のぼせやほてりを訴えるようになり、それが使用の指標の1つになる。
- 大黄を含むので下剤のカテゴリに入るが、作用は下剤としては穏やか。ある程度の継続服用でも習慣性がつきにくいという利点があるので、高齢の人の乾燥性便秘のファーストチョイスとしてもおすすめ。

抑肝散（よくかんさん）

- **イライラの発散ができず、感情の抑制ができない人に**

神経が高ぶりやすく怒りやすい、イライラの強いタイプ／体力は中程度
諸症：神経症、不眠症、小児の神経過敏症、チック、痙攣、夜泣き、歯ぎしり

【構成生薬】
- 釣藤鈎・柴胡 ─ 鎮静・鎮痙
- 白朮・茯苓・甘草 ─ 消化器系の機能改善（健脾利水）
- 当帰・川芎 ─ 補血・活血

【処方解説】
- もともとは小児の疳症（ひきつけ、夜泣き、神経過敏症など）を対象とする漢方薬だが、ストレスの発散がうまくいかずイライラするタイプは大人にも多く、小児以外にも幅広く使える。
- 最近、よく「認知症改善に抑肝散」などといわれるが、大きな間違い。あくまでも認知症による情動行動の暴走を鎮める効果であり、認知症自体を治すわけではないので注意！
- 釣藤鈎・柴胡の優れた鎮静・鎮痙効果により、精神安定と痙攣（てんかん、ひきつけ）の改善が期待できる。白朮・茯苓・甘草は消化器系の働きを改善し、エネルギー量を増加させる。当帰と川芎は補血作用と血液循環を改善させる。
- 鎮静だけでなく手厚い滋養効果を持つため、精神疲労に伴い肉体の虚弱あるいは消耗の大きい時でも使用が可能。
- 受験生や中間管理職の人など、精神的な緊張状態が続き、イライラが止まらない場合などにもおすすめできる。

六君子湯（りっくんしとう）

- **疲れやすく、胃腸が弱く食べると強い眠気に襲われる人に**

胃腸が弱く、食欲不振にムラがあり、みぞおちのつかえやむくみを訴え、疲れやすい
諸症：胃炎・胃アトニー・胃下垂・消化不良・食欲不振・むくみ・嘔吐・だるさ

【構成生薬】
- 人参・白朮・茯苓・甘草・生姜・大棗 ─ 四君子湯（補気健脾）
- 陳皮・半夏 ─ 去痰・理気

【処方解説】
- 補気健脾の効能を持つ四君子湯（しくんしとう）に陳皮と半夏を加えた処方。
- 補中益気湯は純粋な気虚の改善処方だが、六君子湯は気を補い脾を養う働きに加え、陳皮と半夏が持つ体内に停滞してしまった余剰な水分である痰を除去する力、すなわち「痰湿」の改善効果がプラスされている点が異なる。これにより、むくみやだるさなどの痰湿病態の改善が併せてできるようになっている。
- 湿は、冷たいものや過食、夜更かしなどの生活習慣の乱れにより体に生まれることが多いので現代病といえる。

竜胆瀉肝湯（りゅうたんしゃかんとう）

- **熱症の下半身症状（排尿痛、おりもの、痒感）に**

色のついたおりものや尿など、特に下半身の熱症を伴う症状
諸症：排尿痛、残尿感、かゆみ、など

【構成生薬】
- 黄連・黄柏・黄芩・山梔子 ─ 黄連解毒湯（清熱解毒）
- 当帰・川芎・芍薬・地黄 ─ 四物湯（補血行血）
- 薄荷・連翹・浜防風 ─ 風邪（ふうじゃ）の除去（袪風解毒）
- 竜胆・沢瀉・木通・車前子 ─ 清熱＋利水
- 甘草 ─ 調和

【処方解説】
- 基本構造は、清熱解毒作用の黄連解毒湯（黄連・黄柏・黄芩・山梔子）＋四物湯（当帰・川芎・芍薬・地黄）。そこに風邪を解毒する薄荷・連翹・浜防風を加え（黄連解毒湯の作用を補強）、清熱と利水作用の竜胆・沢瀉・木通・車前子を組み合わせて（消炎作用と水分代謝の異常を改善）、湿邪を取り除くようにしている。
- 肝臓の解毒機能障害（「肝胆の湿熱」という）を原因とする梅毒や淋病、膀胱炎や尿道炎などの尿路系炎症疾患を改善するとともに自律神経の過剰興奮（イライラ、ヒステリー）などの鎮静作用も有する、肝のクールダウン処方ともいえる。
- 炎症性の有無は尿や汗、おりものなどの色が濃くなっていることで判断をつけるとよい。実証向けの処方なので、虚証の人には使わないように。

苓甘姜味辛夏仁湯（りょうかんきょうみしんげにんとう）

- **体が冷えた虚弱な人で透明な鼻水や痰、咳が出る人に**

体力虚弱者で薄い水様の鼻水や痰を伴うもの
諸症：感冒、気管支喘息、（アレルギー性含む）鼻炎、花粉症

【構成生薬】
- 茯苓 ─ 利水
- 甘草・乾姜・五味子・細辛・半夏 ─ 小青竜湯と共通
- 杏仁 ─ 咳や痰を鎮める（去痰・止咳）

【処方解説】
- 花粉症によく使われる小青竜湯は「急性期で体力中程度以上の人に使う解表剤」という位置付けだが、苓甘姜味辛夏仁湯はその裏症（虚弱者、慢性期にも使用可能）として存在する処方。
- 小青竜湯から麻黄と桂皮と芍薬を抜き、茯苓と杏仁をプラスした構成。茯苓は利水作用を強化し、杏仁は咳や痰を鎮める。
- 知名度では小青竜湯よりも低いが、強い温性の解表剤である桂皮や麻黄を抜くことで、虚弱者や慢性期にも服用が可能になり、大変扱いやすい。

苓桂朮甘湯（りょうけいじゅつかんとう）

● **精神不安があり、めまいやふらつきを訴える人に**

漠然とした不安感があり、めまいやふらつきを訴えるタイプ
諸症：めまい、ふらつき、動悸、精神不安定、頭痛、頭重、など

【構成生薬】
- 茯苓・白朮 ─ 健脾＋利水
- 桂皮 ─ 熱エネルギーを補充（温陽）
- 甘草 ─ 胃腸機能を回復（調和脾胃）

【処方解説】
- 4種類の生薬から構成されるシンプルな漢方薬。
- 服用の目安は、心と脾の虚弱な人で、体内に熱エネルギーが不足し、胃内に水分が停滞し、それが原因でめまいやふらつき、頭重などを訴えること。同時に心の不調による漠然とした不安感、精神状態が不安定になったり、動悸を訴えることも指標の1つ。
- 茯苓と白朮で健胃機能＋利水作用を発揮、桂皮で冷えている体に熱エネルギーを補充する。甘草には、生薬同士を結びつけ、胃腸機能の改善効果もある。
- 熱を補ってエネルギーを作り出し、胃腸機能を回復させて余剰な水分を胃内から除去する。働きもシンプルだが、生薬数が少ないぶん使いやすく、効果の発現も速い、優れた漢方薬の1つ。
- 帰脾湯と同じく心・脾を正すが、利水の力に重きを置いているため、めまいやふらつきを強く訴える人には帰脾湯よりも向いている処方といえる。

六味地黄丸（ろくみじおうがん）

● **疲労時に手足の裏がほてる人、成長促進と老化防止を願う人に**

口が乾き、手足の裏がほてり、尿量が少ない、あるいは頻尿の人
諸症：排尿困難、頻尿（子どもの夜尿）、発育不全、むくみ、だるさ、性能力低下

【構成生薬】
- 地黄・山茱萸・山薬 ─ 腎の働きの改善（補腎益精）
- 牡丹皮・沢瀉・茯苓 ─ 潤いを巡らせ、熱を冷ます（清熱利水）

【処方解説】
- 腎の働きが弱い、いわゆる腎虚(じんきょ)の基本処方。「成長促進」と「老化防止」に用いられる。
- 六味地黄丸はもともと発育不全(言語の遅れ、歯や髪の毛の発育、体や運動能力の不全など)の子どものために作られたという説もあるが、腎虚を正すことはアンチエイジング(尿トラブル、脱毛、足腰の弱り、記憶力低下、ほてり、のぼせ、体の痩せなど)に直結するため老化現象も対象に含まれる。ここに陰虚の病態が加わった症状を改善でき、非常に汎用性の高い処方。
- 地黄・山茱萸・山薬は、結びついて腎の働きを改善しながら、潤いをつけることで陰虚も改善する。牡丹皮・沢瀉・茯苓は、補われた潤いを巡らせたり、腎の働きが悪いせいで余剰に発生していた熱を冷ましたりする。
- 六味地黄丸をベースにいくつかの生薬をプラスした様々な別処方があるため、まずはこの六味地黄丸を理解することが大切。

漢方薬はメーカーによって効果が違うってほんと？

　複数のメーカーから、同じ名称の漢方薬が発売されています。店頭でも、お客様から「どう違うの？」と質問されることがあると思います。では、同じ種類の漢方薬でも、製造会社が異なるとその効果にも違いがあるのでしょうか？

　結論からいうと、メーカーによって確かに効果が違います。その理由は、「生薬の違い」と「抽出方法や製造方法の違い」の2つに大別できます。

　そもそも、漢方薬が西洋薬と根本的に異なるのは、生薬という自然由来のものをいくつも複合して、ある1つの処方を完成させているという点です。西洋薬は基本的に、化学合成された単一の成分を用いていますが、漢方薬に用いられる生薬は栽培する土壌や栽培方法により味も風味も薬効も大きく変わります。そのため、煎じ薬にこだわりを持つ漢方薬局では、生薬ごとに産地を指定して仕入れる場合が多々あります。ちなみに、私も「この生薬はこの産地」というこだわりはあります。一方、すでに製品になっているエキス剤の場合は、このような生薬の選定はできないので、各メーカーの生薬に対する姿勢を常にリサーチする必要があります。

　また、生薬をエキス化する際の抽出方法や製造方法にも各社で大きな違いがあります。加熱温度が高く、短い抽出時間で大量にエキス化するメーカーもあれば、より効果のある状態で成分を得るために、加熱温度を下げて抽出時間を長くとるメーカーもあります。一概に、「このメーカーの抽出・製造方法が優れている」と断定することはできませんが、漢方専門薬局で多くのメーカーの漢方薬を扱っていると、「効き目のよいメーカー」というのは確かにあります。

　ただし、メーカーによって得意とする生薬や疾患があったり、特定の会社しか製造していない漢方薬などもあるので、個々の商品を試行錯誤しながら使っていくしかありません。また、一般の薬局・薬店では、そもそも取り扱う漢方薬の種類やメーカーの数が限られますから、まずは漢方そのものの知識を深めることに注力し、その後でメーカーごとの違いやこだわりを研究してみるとよいでしょう。

西洋薬や他の漢方薬との飲み合せで注意すべきこと

「漢方薬を飲みたい」と相談にいらした方が、病院から処方された西洋薬を飲んでいるというケースは非常に多いです。西洋薬と漢方薬との飲み合わせについては、基本的には問題のないことがほとんどです。私個人の経験でも、約10年の漢方相談の中で、西洋薬との併用によるトラブルは1件もありません。

かつて、小柴胡湯(しょうさいことう)とインターフェロンの併用で間質性肺炎が起きた事例の報告などもありましたが、こうしたケースは適正に漢方薬を用いていればまずありえないと思います。もちろん、体の仕組みやアレルギーなどには個人差がありますので、併用したことで何らかの不調が出て、それが続く場合は、休薬のアドバイスをしたほうがよいでしょう。

また、高血圧や低カリウム血症のお薬を服用されている人は、甘草の大量摂取により偽アルドステロン症を引き起こす恐れがあるので、甘草を多く含む漢方薬（芍薬甘草湯(しゃくやくかんぞうとう)など）との併用には注意しましょう。

生薬同士の調和作用を担う甘草は、多くの漢方薬に使われています。西洋薬の服用がない場合でも、複数の漢方薬を併用する際には成分の重複に気をつけましょう。とはいえ、これも4種も5種も漢方薬を併用するような初歩的なミスをしない限りは、まず心配はいりません。大切なのは、漢方薬を選定する上で重要な証の見立て（虚実、寒熱など）を間違えないということです。

ちなみに、例えば病院からすでに漢方薬を処方されている人に、「さらに漢方薬が欲しい」と相談された場合、「併用することに意味がある」あるいは「併用に無理がない」と判断できなければ、病院からの漢方薬は一時休薬いただくほうが無難です。漢方薬はたくさん飲めば効くわけではありませんし、多剤併用によってもともとの漢方処方の構成が意味をなさなくなり、効果が減弱したり、副作用を起こすことにつながる可能性があるということを頭に留め置いてください。

❹得意分野にしたい！相談が多い疾病とそのポイント

相談を受けることが多い疾患を中心に学ぶのも効率的です。ただし、同じ症状・疾患でも、起きている原因によって適した漢方薬が変わることに注意しましょう。

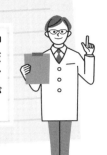

　店舗の特徴や客層にもよりますが、お客様からよく相談されるお悩み・疾病というものがあります。それらについて優先的に学び、得意分野にしておくと、自信を持って対応できる場面が増えていきます。ここでは、相談が多い疾病とそれらに漢方薬で対応する際のポイントをまとめたいと思います。

☆ 痛み

　痛みは生活の質を最も悪化させるので、できる限り早く、効率的に抑える必要があります。漢方で対応できる「止痛」は、その原因から、**①筋肉痛など物理的な原因により患部に炎症が起きているケース**と、**②気血水（エネルギーや血液、その他の体液）の流れが滞ることで痛みが起きているケース**に大別されます。

　①の場合は、いわゆる「芍薬甘草湯」（74ページ）の芍薬＋甘草の組み合わせが基本となります。筋肉や腱が痛む場合は、場所を問わず（体内・体外も不問）使うことができます。急性の筋肉痛（腹痛や胃痙攣など）には、これをファーストチョイスで使ってかまいません。

　②の場合は、少々複雑です。気の流れがストレスなどで滞った「気滞」状態の場合は、過緊張状態から筋肉の硬直で出る痛み（頭痛や肩こりなど）があります。また、血液の循環が悪い「瘀血体質」の場合も、生理痛、関節痛、頭痛、手足のしびれなどの症状が出ます。高血圧や梗塞など血液循環不全の疾病を持っている人で痛みを訴える場合には、「瘀血」を改善する漢方薬（桂枝茯苓丸〈68ページ〉、桃核承気湯〈82ページ〉など）を用いていきます。

　さらに、打撲など物理的な理由で急性の瘀血症状になってしまった場合も、瘀血を正す漢方薬が有効で、打撲による瘀血には「治打撲一方」（80ページ）など特化した漢方薬

も存在します。

また、気血ではなく体内の水分代謝の滞りによる関節痛や神経痛などもあり、その場合は「桂枝加朮附湯」（67ページ）などが活躍します。前の漢方薬処方解説にない処方もありますが、肝心なのは痛みの原因をきちんと分類し、それを正すための処方を選ぶということです。

「痛み」の分類

①物理的な原因による患部の炎症 ⟶ 芍薬甘草湯

②気血水の停滞による痛み

原因	起こる症状	代表処方
気滞（気の停滞） ストレス、疲労など	肩こり、頭痛、胃痛（ガスや膨満感を半う）、など	加味逍遙散
瘀血（血の停滞） 乱れた生活習慣、出血過多、ストレスなど	腰痛、頭痛、生理痛、下腹部痛、など	桂枝茯苓丸・桃核承気湯 ＊打撲傷による急性瘀血の場合は「治打撲一方」がおすすめ。
水滞（水の停滞） 暴飲暴食、湿度の多い環境など	むくみを伴う関節痛、神経痛、など	桂枝加朮附湯

☆ 下痢（軟便）

下痢や軟便には急性症状から慢性化したものまで色々とありますが、**急性の場合は食あたりや冷え、暴飲暴食、ウイルスや菌体の感染などが見られ、水溶性の滝のような下痢便が出ることが多い**です。

冷えによる下痢（軟便）への基本処方としては、「人参湯」（84ページ）や「藿香正気散（かっこうしょうきさん）」がおすすめできます。食べ過ぎによる下痢の場合は、消化成分と整腸作用の高い「平胃散」（88ページ）が使いやすくて便利です。普段から冷え性で胃の内部に冷たさを感じ、水様の下痢が出る場合は、温熱作用の高い人参湯。夏の暑さで冷たいものをたくさん飲んでしまって下痢になったという場合は、冷えと過度の湿邪（余剰な水分）が原因になっているので藿香正気散が効果的です。

また、**下痢や軟便が慢性化している場合は消化器系、すなわち「脾（ひ）」の虚弱が原因とな**

っていることが多いため、脾を正す漢方薬が使われます。健脾（脾を元気にする）作用を持つ生薬が多く、安心して使える漢方薬としては「参苓白朮散」（78ページ）がおすすめです。

さらに、急性、慢性どちらも引き起こす可能性のある原因としては、ストレス性のものが考えられます。強いストレスを受けた時にみぞおちのつかえを感じたり、膨満感やむかつき、お腹がゴロゴロ鳴るような症状の後に下してしまうタイプ、あるいはストレスフルな状態が常態化してしまっていて常に便が緩いというタイプの人にも、「半夏瀉心湯」（86ページ）などの処方は共通して使えて効果を発揮します。

以下に、急性と慢性のタイプ分類と使用するための指標となる症状をまとめていますので参照してください。

急性と慢性の下痢（軟便）の分類

①急性の下痢

	原因	代表処方
冷え	●もともと胃部が冷たい ●冷たい飲食物で水様の下痢になった	人参湯
	●冷たいものや生ものを食べすぎて下痢 ●体のだるさを伴う	藿香正気散
暴飲暴食	●暴飲暴食による胃もたれや胃部の不快感とともに下痢になる	平胃散

＊ウイルス感染などの場合は、基本的に症状に適応する感冒薬で対処。

②慢性の下痢（軟便）

- ●もともと胃腸が弱く、食欲も不振
- ●軟便で、臭いは少ない

→ 参苓白朮散

③急性・慢性を問わず（ストレス性）

- ●ストレスにより神経に疲労があり、お腹がゴロゴロ鳴る
- ●胃部の熱感や口臭がある

→ 半夏瀉心湯

☆ 便秘

便秘は、男性よりも女性のほうが悩む比率は高いと思います。重要なのは、**原因を取り除くことで根本的な便秘体質の治癒を目指す**こと。適正な漢方薬も大切ですが、冷たいものや生ものの摂りすぎ、ストレス、運動不足、食物繊維不足などの**生活・食養生の改善指導も欠かせません。**

漢方での便秘の改善法としては、①**駆瘀血剤（瘀血を正す漢方）**、②**腸の熱を取って潤す漢方**、③**瀉下する漢方**の3つをしっかりと押さえておきましょう。

①は女性に多い瘀血体質の便秘で、血行障害を取り除きながら便通を改善させる処方で、「桃核承気湯」（82ページ）があります。生理前のイライラが強く、瘀血のために冷えのぼせ（下半身が冷えて顔はのぼせる）タイプの人がこれにあたります。

②は高齢者に多い習慣性便秘で、腸内が乾燥しているためにコロコロした乾燥便が出る場合で、腸管内を潤す「潤腸通便」の漢方薬が効果的。代表処方は「麻子仁丸」（91ページ）です。

③はいわゆる下剤で、瀉下の効果を持つ生薬としては大黄が中心的な存在。大黄を用いた漢方薬には「柴胡加竜骨牡蠣湯」（71ページ）「防風通聖散」（89ページ）などがあり、どちらも便秘が適応に入りますが、大黄の効果をストレートに発揮するのは大黄＋甘草の2味のみで構成された「大黄甘草湯」（79ページ）でしょう。大黄の瀉下効果による痛みを甘草で緩和させるというシンプルな内容ですが、それだけに効果は抜群です。

ただし、漢方薬とはいえ下剤ですから、単体で長期間使うと効果が落ちていくこともあり、どちらかというと**実証のタイプの便秘に頓服的に使う**のがおすすめです。虚証タイプの便秘には麻子仁丸などのほうが適することが多いです。

便秘の分類

原因	特徴	代表処方
瘀血を原因とする便秘	●生理前のイライラが強い（精神不安を訴えるケースも）。 ●下半身が冷えて、顔はのぼせる。 ●月経困難症や子宮内膜症などを伴う。	桃核承気湯 ＊体力が虚弱なタイプは服用に注意が必要。

腸内に熱がこもり、潤いが足りていない便秘	●腸管内の潤い不足（高齢者や虚弱なタイプに多い）により、便の腸管通過が遅い。 ●水分が過剰に吸収され、ウサギの便のようなコロコロした便が出る。	麻子仁丸 ＊大黄を含む下剤系ではあるが、潤す力に優れ、体力虚弱タイプにも使える。
実証タイプの頑固な習慣性便秘		大黄甘草湯 ＊下剤として即効性が期待できる。習慣性便秘に使えるが、虚証の人は頓服での服用にとどめておくよう指導が必要。実証の人でも長期服用で効果が落ちることがある。

便秘は慢性化しているものが多く、溜まりきった時に下剤で下すという方法以外に、便秘の原因となるもの（ストレス、運動不足、瘀血、加齢による潤い不足など）に対して、生活習慣や漢方によるケアでの根本治療を併用するのがおすすめです。

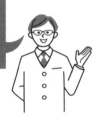

☆ 発熱

　発熱症状の原因は非常に多岐にわたります。まずは、**①体が冷えて発熱するタイプ**、**②体に熱（熱邪）が入り込んで発熱するタイプ**、**③体が虚弱化した際に発熱するタイプ**の3つを押さえておきましょう。

　①はいわゆる「かぜ」に多いタイプですが、原因が寒邪、すなわち「冷え」ですので、体を温めて寒邪を追い出すというイメージの療法になり、温性の漢方薬が使われます。②はその逆で、体に熱邪、つまり「害毒となる熱」が侵入して起こる発熱です。清熱の性質を持った漢方薬が効果を発揮します。

　この①と②は見た目こそ同じ発熱ですが、全く逆の治法となることがわかると思います。「発熱＝○○○○」と特定の漢方薬を決めつけて使うと、場合によっては原因を増悪させることになりかねないので注意が必要です。

　最後の③ですが、体のエネルギーである気が消耗すると、体内部の熱コントロール機能

が故障してしまうことで「虚熱(きょねつ)」と呼ばれる発熱を起こすことがあります。①や②とは異なり気の消耗が原因となるので、気を補う補気薬で熱が治まります。

発熱の改善には、特に**「なぜ発熱しているのか？」の見極めが非常に重要**です。この3タイプの見極めは、確実にできるようにしておきましょう。

発熱の分類

原因	特徴や症状	代表処方
冷え	● ゾクゾクとする悪寒や節々の痛みが特徴。 ● 内臓を温め、発汗を促すことで、原因となる「冷え」を外に追い出すイメージの治法。 ● 発汗の中心的役割は麻黄だが、すでに発汗していたり、消耗が激しく発汗を促すのが危険な場合は、麻黄の入らない桂枝湯を使うのがよい。 ● 発熱があっても冷えが根底にあるので、しっかり温めることが大切。	葛根湯、桂枝湯、小青竜湯、麻黄湯、など
熱（熱邪）	● 喉の腫れや痛み、頭痛などから始まり、悪寒がなく熱感を強く感じるのが特徴。 ● 炎症性の疾患なので、清熱剤で熱を取る銀翹散が基本処方だが、体力がある人で体内に熱がこもり、便秘になる場合は防風通聖散が適している。	防風通聖散、銀翹散、など
気の消耗	● エネルギーである気の消耗による熱調整機能の不具合が発熱の原因。 ● 手足がだるく、食欲不振で、長期間喉の痛みが取れない、咳が止まらないなどが指標になる。	補中益気湯、四君子湯、など

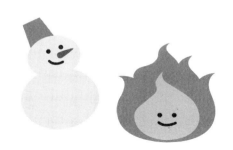

☆ 不眠

　不眠は、その症状が出るまでに様々な背景があるので、まずはそれをしっかりと聴き出すことが大事です。根が深いほど不眠の改善は難しく、カウンセリングが必須です。「不眠ならこの漢方薬」と簡単に選ぶことはできませんが、以下を判断のポイントとして参考にしていただければと思います。

　あらわれる症状で分けてみると、まず**①体の疲労感が非常に強く、目が冴えて眠れない**タイプがあります。エネルギーを消耗しすぎると眠るための体力までなくなってしまい、布団に入ってもほてりが出たり寝つけなくなります。この場合、失ったエネルギーを補い、ほてりを鎮める漢方薬として「酸棗仁湯」（72ページ）がファーストチョイスになるでしょう。

　そして、**②胃腸が弱く、不安感が強く、寝つきが悪い**タイプもあります。もともと胃が弱い人は気が不足しがちで、心身ともに不調をきたすようになります。脱力感が強く、寝つきが悪いのが特徴。胃腸系の機能を改善させることで、結果的に精神的にも安定を与えて不眠を改善させる「帰脾湯」（66ページ）を中心に選ぶとよいでしょう。

　③不安感に襲われ、就寝中に何度も目が覚めたり悪夢を多く見るタイプには、安眠が阻害され「朝目覚めてもすっきりしない」「朝から疲れている」と訴える人が多いです。気が弱く、すぐに不安を感じたり、オドオドビクビクする人が多いのも特徴。胃腸系が弱く、余剰な水分である痰が停滞するのが原因（痰はだるさのもとになるだけでなく、精神的な不安定を引き起こすことも）で、こうした場合は「温胆湯」（63ページ）が効果的です。

> 不眠症の人は、すでに睡眠導入剤や安定剤を服用している場合が多いのですが、漢方薬を飲んで心身のバランスが改善してくると、それら西洋薬の効果が増強される傾向にあります。そうした訴えが出た場合は、西洋薬の減薬を医師に相談するようにアドバイスしましょう。

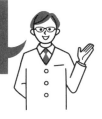

不眠の分類

①心身の疲労が強く、ほてりがあって眠れないタイプ　➡　酸棗仁湯

②胃腸が弱く、寝つきが悪く、体力のないタイプ ➡ 帰脾湯

③不安感が強く、夢を多く見る、朝起きてもだるさが取れないタイプ ➡ 温胆湯

不眠相談のポイント

- 不眠の背景にある生活環境などを聴き取り、明確な疲労やストレス源などがある場合は対策を一緒に考える
- 不眠のタイプを分類し、最適な漢方薬を選定する
- 生活習慣の改善をアドバイス（夜寝る前の考え事は控える／パソコンやスマートフォンの使用は遅くとも就寝の1時間前までにやめる／ゆっくりと入浴して疲れを取る／睡眠前の飲酒をやめる）

☆ 肥満

いわゆる「ダイエット漢方」として、「防風通聖散」（89ページ）と「防已黄耆湯」（88ページ）が頻用されています。

防風通聖散は実証向けの漢方薬であり、食欲旺盛でたくさん食べるが、その割に便通が悪い（これは胃腸に熱があるせい）タイプにのみ効果を発揮します。内臓の熱を取りながら瀉下作用で下すことで代謝産物を排泄させ、脂肪分を減らす漢方なので、体の弱い虚証タイプには使えません（腸が弱く下痢軟便がちな人に使うと非常に危険なので注意）。

一方、**防已黄耆湯は虚証向けの漢方薬**で、いわゆる水太りのタイプに用います。このタイプは、エネルギー不足で体内の代謝が不十分なために水分が停滞し、ぶよぶよした水太りを引き起こしています。虚証タイプなので肌は青白く、汗をかきやすく（汗が漏れ出てしまうため）、関節部に水が溜まって痛みやだるさを訴えるというのも特徴です。

防風通聖散と防已黄耆湯は、上記のように分類すると選択間違いをしにくいと思います。

実は、これらの他にも、応用をきかせれば体質に応じた漢方薬によるダイエットは可能です。例えば、暴飲暴食がたたり胃腸機能が低下してしまったというタイプは消化機能を高める「平胃散」（88ページ）などを用いたり、血液不足や血行不順を原因とする下半身太りには「当帰芍薬散」（84ページ）や「桂枝茯苓丸」（68ページ）などを用いて体質を改善させ、肥満を解消することができます。

ただし、こうした応用には、体質について詳細に聴き取る必要がありますから、ドラッ

グストアなどの短時間での接客でおすすめするのは難しいでしょう。まずは、頻用される防風通聖散と防已黄耆湯の理解を深めるところから始めましょう。

ダイエットに頻用される漢方薬分類

防風通聖散	●実証向け。脂肪太り、たくさん食べるが便秘がち、熱がこもってほてりもある、尿の出も悪くて色が濃い、などの特徴がある人に。 ●そもそも瀉下して余剰な熱や毒を外に排泄させる漢方薬であり、ダイエットの漢方薬ではない。
防已黄耆湯	●虚証向け。胃腸虚弱、水分代謝が悪くてむくむ（水太り）、汗っかき（漏れ出てしまう）、皮膚色は白くぶよぶよした感じ、だるさを伴う関節痛なども使用の指標になる。
平胃散 （加味平胃散）	●食後の消化と適正な吸収を助ける。 ●暴飲暴食での胃もたれ、胃腸不調の改善に。
当帰芍薬散	●下半身太りは血液不足、あるいは血行不順なので、血液を補って水分代謝を正す。
桂枝茯苓丸	●血行不順の病態である瘀血を改善させる。

注意

いずれの肥満ケースにおいても、「漢方だけでの改善は難しい」ということをしっかりと服用者に伝えなくてはいけません。さらに、適度な運動法や食養生（おすすめの食材や栄養素の適正な摂り方など）、代謝を高める生活習慣などの指導も必須です。体にとって一番いけないのは、「短期間で大幅に痩せる」という減量法です。

☆ イライラ

「イライラに効く漢方薬をください！」とお客様に相談されたとき、何も考えずに「加味逍遙散」（65ページ）をおすすめしていないでしょうか。イライラの場合も、タイプや体質で分類する必要があります。

まず、①**イライラが体にこもり、外に発散できないタイプ**。発散できないイライラを溜め込んで爆発させてしまいます。いきなりキレて、暴力を振るったり暴言を吐いたりする自分を止められない……。こういう人には「抑肝散」（92ページ）が有効です。

②**神経質でイライラしがちで、月経前になると調子を崩し、たまに顔が熱くほてる（ホットフラッシュ）タイプ**には、「加味逍遙散」（65ページ）を用います。ただし、加味逍遙散には牡丹皮、山梔子という清熱剤が入っているので、体の冷えが強い人には注意が必要です（この2つが入っていない「逍遙散」が存在します）。

③**体の熱過剰で、イライラだけでなく気分が落ち着かず、目の充血、頭痛、赤ら顔、不眠、高血圧などの症状を併せ持つ実証タイプ**には、「黄連解毒湯」（64ページ）がおすすめです。

抑肝散は体力中程度、加味逍遙散は体力がない人でも服用可能、黄連解毒湯は体力のある人のみ、というふうにおおまかに分類しておくのもよいでしょう。

熱症状であるイライラを清熱させて鎮めるのか、それとも発散（リラックス）させて鎮めるのかの見極めも大事。清熱なら黄連解毒湯、リラックスなら加味逍遙散、さらに鎮静作用が強いのが抑肝散、とイメージすると扱いやすいでしょう。まずは、この3つを上手に使えるようになりましょう。

イライラの漢方薬分類

漢方薬	特徴	適するタイプ
加味逍遙散	●虚証（体力虚弱者）向け。 ●リラックスさせてイライラを鎮める。	●神経質で常にイライラしている。 ●PMS（月経前症候群）があり、ほてりを感じる。 ●不定愁訴（様々な訴えが次から次へと出てくる）。 ＊更年期の人や精神的にデリケートな人が対象になることが多い。

抑肝散	●体力中程度向け。 ●鎮静させてイライラを鎮める。	●イライラしても発散できず、溜め込んで爆発し、暴言や暴力、ヒステリーを起こしてしまう。 ●ストレス過多で発散がうまくできない受験生やサラリーマン、主婦などに。
黄連解毒湯	●実証（体力旺盛）向け。 ●清熱させてイライラを鎮める。	●強い熱感、目の充血、頭痛、顔のほてり、乾きを感じる（血圧高めの人が多い）。 ●イライラも熱っぽく、落ち着きがなく、精神も不安定なことが多い。 ●体力があり、精力的に活動するが、気が短く、血管系のトラブル（脳梗塞や心筋梗塞など）の素因のある人が多い。

> イライラの原因は、主に肝の失調です。そのため、肝を抑制させたり、リラックスさせたりすることで、肝に発生した熱（イライラのもと）を鎮めますが、黄連解毒湯だけは、肝だけでなく体全体の熱過剰（「三焦実」といいます）を冷ます、やや毛色の異なる漢方薬です。

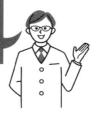

☆ 咳

　咳の漢方薬というと、「麦門冬湯！」と即答する人が多いですが、数ある選択肢の1つにすぎません。

　「麦門冬湯」（85 ページ）は、「肺陰虚」といわれる肺の潤い不足によって出る咳を鎮める漢方薬。潤い不足（水分のないオーバーヒート状態）なので、空咳、あるいは切れない痰が喉に絡みついてなかなか出てこない、という症状が指標になるでしょう。

　痰が多く、特に緊張したりすると「ゴホン、ゴホン」と咳払いを繰り返したり、喉に異物感があるという人には「半夏厚朴湯」（86 ページ）をおすすめしましょう。咳より痰や異物感が強く、精神的な不安感などが強い場合は「温胆湯」（63 ページ）を試してみてもよいと思います。

　体が冷えており、色が薄く、水のような痰が多く出てくるタイプで、無汗、体力的に中程度くらいはあるという人は、体を温めて水分の流れを正す「小青竜湯」（76 ページ）が第一選択となります。ただし、長期間の服用には向かないので、数日〜1 週間くらいの

服用で治まらなければ、同じ症状に用いることができ、体のエネルギー消費の少ない「苓甘姜味辛夏仁湯」（93ページ）に切り替えるとよいでしょう。あるいは、体力のない人には最初から苓甘姜味辛夏仁湯を用いてもよいでしょう。

慢性化した咳は、改善するのに時間がかかります。体質に合った漢方薬に切り替えつつ、根気よく様子を見ていきましょう。なお、喘息症状のように短期的に危険性の高い疾患が根底にある場合は、病院で出される吸入器などを一時的に併用しながら漢方薬を使ったほうが安全です。

咳の漢方薬分類

麦門冬湯	●肺の潤い不足による空咳、喉から切れない痰、声嗄れ、気管支炎など。 ●急に気管が狭まって突き上げるような咳（空咳が多い）が止まらなくなり、呼吸が苦しくなるという症状が出る時にも。 ＊体力虚弱の人でも安心して使える。
半夏厚朴湯	●ストレスが多く（あるいは緊張すると）喉に異物感を感じたり、痰が多く出て咳払いを繰り返すタイプに。
小青竜湯 （苓甘姜味 辛夏仁湯）	●体が冷えて薄い水のような痰と咳が出る（気管支喘息にも使用可能）。 ●小青竜湯は悪寒、無汗、体力中程度が指標だが、これらはないが症状としては小青竜湯を使いたいという場合は、苓甘姜味辛夏仁湯を用いるとよい（長期的な服用が求められる場合にもこちらがおすすめ）。

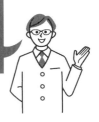

慢性化した咳は1つの病態として捉え、「香辛料や辛味の強い刺激物やお酒の摂取を控える」「しっかりと睡眠をとる」「深くゆっくりとした呼吸を心がける」「痰が多い場合は水分摂取を適量（飲みすぎない）に心がける」などの生活指導も併せるとよいですね。

☆ 生理痛

生理痛は、漢方の観点で原因を解釈すると瘀血が根底にあります。瘀血対策で一般的に頻用される漢方薬は「桂枝茯苓丸」（68ページ）と「桃核承気湯」（82ページ）の2種類。まずはこの2つの使い分けを行えるようにしましょう。

桂枝茯苓丸は、瘀血の症状（下腹部の刺すような痛み、うっ血しやすい）に水の循環不全（顔や手足のむくみ）がある人が指標になります。瘀血体質の人は血液の鬱滞が起こりますので、上半身ののぼせと下半身の冷えを併せ持ちます。生理痛以外にも、痛みを伴う子宮内膜症や子宮筋腫などにも用いることができます。

桃核承気湯は、瀉下剤（下剤）を多く含むので瘀血体質に便秘を伴うのが使用の指標です。桃核承気湯が合う瘀血タイプには熱の強いものが多く、その熱がイライラする精神状態や便秘を生みます。よって「イライラする精神状況（特に月経前の血液が下腹部に集まる時期に悪化）」という症状も指標になります。こちらも、子宮内膜症や子宮筋腫の改善にも用いることができますが、**便秘のない女性には用いない**ように注意しましょう。

また、「生理痛は瘀血体質が原因」といいましたが、それが生まれつきの体質である場合と、生活習慣（運動不足、ストレス、疲労、暴飲暴食など）で増悪する場合があります。そうした生活背景が見られる場合には、その改善もしっかりと考慮することが必要です。

生理痛の漢方薬分類

桂枝茯苓丸	● 瘀血＋水滞（体内の水分代謝の異常）が体質的な指標。 ● 顔や手足のむくみなどがある場合はファーストチョイス。
桃核承気湯	● 熱性の瘀血ゆえ、便秘＋生理前のイライラ（精神不安定）が指標。 ● 瀉下剤を多く含むため、便秘のない人には基本的には使わない（どうしても使いたい場合は少量から）。

> 瘀血の強い生理痛は、いずれも下腹部の刺すような痛みがポイントです。上半身ののぼせ、下半身の冷えなども特徴的。瘀血増悪の原因である「疲労、ストレス」「運動不足」「暴飲暴食（アルコール、脂もの、生もの、冷たいものなど）」などがある場合は生活改善も必須です。

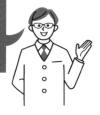

☆ 生理不順

生理の正常な周期は 28 日とされます。それよりも 7 日以上早まると「月経先期」、7 日以上遅れると「月経遅期」と呼びます。生理周期が安定せずにバラバラというのは、「月経前後不定期」と呼びます。こうした状況も、まれに出るのであればさほど心配はいりません。しかし、3 回以上続けて異常が起こる場合は生理不順と捉えます。

生理不順の原因としては、月経先期の場合は、①**気が不足するタイプ（気虚）**と②**気が滞るタイプ（気滞）**に多く見られます。月経遅期の場合は、①**血の不足タイプ（血虚）**、②**血行不良タイプ（瘀血）**があげられます。月経前後不定期の場合は、①**肝の機能失調タイプ（腎虚）**、または②**腎の機能失調タイプ（肝鬱）**によく見られます。

全てのタイプに共通していえるのは、体を過度に冷やさないようにすること。特に足首や腰回りを冷やさないように心がけ、入浴する習慣をつけることも大切です。日々のストレスをこまめに発散し、溜め込まないような指導も忘れずに行いましょう。

生理不順の漢方薬分類

不順のタイプ	特徴	代表処方
月経先期	●気の不足や停滞が起こると月経周期が短くなりがち（21 日未満の周期が 3 回続くのが基準）。 ●気の不足がある場合は、薄い経血、疲れやすい、食欲不振、便が緩いなどの症状が出る。 ●気の停滞がある場合は、経血の色が濃くなり、イライラが続く、便秘、尿が黄色くなる、のぼせたりほてりなどの症状が出る。	気が不足 →補中益気湯、帰脾湯、など 気が停滞 →加味逍遙散、四逆散、など
月経遅期	●主に血液の不足や循環不全が原因（35 日以上の周期が 3 回以上続くのが基準）。 ●血の不足の時は、経血が少なく色が薄い、顔色が青白い、めまいや目の疲れなどの症状が出る。 ●循環不全の場合は、経血が黒っぽい、塊が出る、月経痛が激しい、顔色がくすんでいるなどの症状が出る。	血が不足 →当帰芍薬散、四物湯、など 血が停滞 →桂枝茯苓丸、桃核承気湯、など

月経前後不定期	●経血を貯蔵し、分配をコントロールする肝の失調や、生理の機能の中心的役割を担う腎の失調が主な原因。 ●肝の失調は、経血量が一定しない、月経前の胸の張り、イライラ、肩こりなどが指標。 ●腎の失調は、腰痛や足腰のだるさ、めまい、健忘（物忘れ）、耳鳴りなどが指標。	肝の失調 →加味逍遙散、竜胆瀉肝湯、など 腎の失調 →六味地黄丸、八味地黄丸、など

☆ 鼻炎

　相談件数の多いお悩みの１つですが、「鼻炎」といっても、鼻水が止まらないのか？ 鼻づまりなのか？　によって処方も大きく変わります。**透明な鼻水が垂れ落ちるのは「寒性」の鼻炎**（寒さや冷えが原因となるもの）、**どろっとした色のついた鼻水が詰まるのが「熱性」の鼻炎**（体内に侵入したり過度に発生した熱が原因となるもの）です。

　「花粉症には小青竜湯」といわれることがありますが、「小青竜湯」（76ページ）はあくまでも体を温める性質の漢方薬なので、判断の指標は寒性の鼻炎、すなわちたらたらと出てくる透明な鼻水（痰）が指標です。その他にも、悪寒や無汗などの特徴も確認してから使いましょう。

　また、小青竜湯は長期服用には向かない漢方薬なので、同じ症状に対して長く使いたい場合は「苓甘姜味辛夏仁湯」（93ページ）を選択しましょう。汗が出ていて体力的にも自信がない人は、「桂枝湯」（68ページ）がおすすめです。

　一方で、熱性の鼻づまりには、肺を潤しながら熱を取って鼻づまりを通す「辛夷清肺湯」（78ページ）をファーストチョイスにしてほしいと思います。葛根湯に「辛夷」と「川芎」をプラスした「葛根湯加川芎辛夷」（65ページ）も鼻づまりや蓄膿症におすすめの処方ですが、あくまでも体を温める性質の葛根湯に血行促進の川芎と辛味成分で鼻を通す辛夷をプラスしたものなので、熱感が強く色の濃い鼻水が詰まる場合には辛夷清肺湯のほうを選んでください。

　とにかく、**鼻炎は寒熱の見極めだけは間違えない**ように注意しましょう。

鼻炎のタイプ分類と用いる漢方薬

原因	特徴	代表処方
寒性の鼻炎	●透明な鼻水が垂れてくる。 ●悪寒があり、くしゃみや色の薄い痰、咳やくしゃみを伴う。	→無汗、体力中程度以上なら小青竜湯 →無汗、体力中程度以下なら苓甘姜味辛夏仁湯 →汗をかいているなら桂枝湯
熱性の鼻炎	●色のついた、どろっとした鼻水が鼻に詰まる。 ●切れにくい痰が喉に引っかかる。 ●空咳、喉や口内の渇きを感じる。	→辛夷清肺湯（冷えを強く訴えたり、胃腸虚弱でよく胃が荒れる人には使用を避ける）

例外として、感冒などで血行不良が起こり、鼻が詰まるケース（無汗で体力は中程度以上）には、葛根湯加川芎辛夷が有効です。

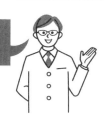

☆ 尿トラブル

　加齢とともに増加する尿トラブル。特に多いのは「頻尿」と「尿の出が悪い」という2つのお悩みでしょう。加齢によって起きる尿トラブルは、基本的に腎の失調を原因とする場合が多いです。

　基本処方としては「六味地黄丸」（94ページ）を用いますが、頻尿も尿出の悪化も腎の機能失調によるものなので、どちらのお悩みにもこの漢方薬で対応できる点が便利です。これは漢方の根本治療を物語るよい例といえるでしょう。さらにこの処方には、いくつかの生薬をプラスすることでさらに効果を広げることができます。

　例えば、①八味地黄丸（＝六味地黄丸＋桂皮・附子）（85ページ）は、温性の強い桂枝と附子をプラスすることで体の冷えの強い人への効果が高まります。OTC医薬品でも多く売られていますが、熱感を訴えるような人の使用は避けましょう。また、②牛車腎気丸（＝八味地黄丸＋車前子・牛膝）（69ページ）は、八味地黄丸に水分代謝能力を高める2つの生薬をプラスしており、冷えがあり、体にむくみやだるさを感じ、喉が乾くという水分循環のトラブルが起きている人に優れた効果を発揮します。

　勉強を始めたばかりで漢方知識に自信がないうちは、六味地黄丸をチョイスしておけば

リスクは小さくすみます。ただし、漢方相談の経験を積んで、「これは！」という症状があった場合は、八味地黄丸や牛車腎気丸を検討していくといいでしょう。改善に時間を要することが多いお悩みなので、根気よく服用を続ける必要性をきちんとお伝えすることも大事です。

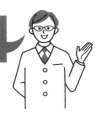

> 応用になりますが、熱感の強い人には、六味地黄丸に清熱作用のある知母と黄柏を加えた「知柏地黄丸」という処方もあります。

頻尿・尿出悪化の漢方薬分類

六味地黄丸	●尿トラブルの訴えの原因の大多数は腎にあり、六味地黄丸は、腎の機能を改善するものがベースの処方。 ●選択に自信のない場合はこれをファーストチョイス。
八味地黄丸	●六味地黄丸に温性の桂皮・附子を加えたもの。 ●相談者の冷えが強い場合はこれを選択。 ＊ドラッグストアで取り扱う補腎薬は八味地黄丸が最も多いと思われるが、尿トラブルがあっても体の熱感（ほてりや発熱など）を訴える場合は、使用を避けること。
牛車腎気丸	●八味地黄丸に水分代謝作用のある牛膝・車前子を加えたもの。 ●冷えが強く、むくみやだるさ、喉の渇きを訴える場合はこれを選択。 ＊熱感が強い場合は使用を控えたほうがよいが、むくみがあり、熱感と混同しやすい「渇き」を訴える場合は、水分の停滞による可能性が高くなる。慎重に見極めた上での使用は可能。

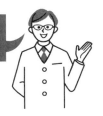

> いずれの処方でも、根気よく継続した服用が必要になることをしっかり説明しましょう。

☆ 冷え性

　万病のもととなる冷え性の原因は、漢方の解釈では①気虚、②血虚、③瘀血の３つに大きく分けられます。

　①気虚はエネルギー不足で熱を産生できない状態。 飲食物の消化吸収の悪い人に最も起こりやすく、「補中益気湯」（89ページ）など脾（胃腸、消化器系）の働きを補う漢方薬で改善していきます。

　②血虚は血液不足を原因とする冷え性。「四物湯」（74ページ）がファーストチョイスとなりますが、「水毒」と呼ばれる水分循環のトラブルがある場合は、体内の水分が鬱滞した部分に冷えを感じるので、血虚と水毒を改善させる「当帰芍薬散」（84ページ）を選ぶとよいでしょう。注意点としては、血虚を改善する漢方には当帰や地黄を用いることが多いのですが、①の胃腸系の弱い気虚を原因とする血虚（気が作られないと血も作られない）のような人の場合は、当帰や地黄が胃にさわることがあるので、まずは補中益気湯などを優先しましょう。

　③瘀血（血液循環の悪い状態）による冷え性。 瘀血体質の場合は、下半身の冷えだけではなく上半身ののぼせを感じることが多くなります。これは血液の停滞が起きているせいで、ベースとなる漢方薬は「桂枝茯苓丸」（68ページ）でかまいませんが、便秘の強い場合は「桃核承気湯」（82ページ）という選択もあります。ただし、純粋に冷えだけを感じる場合には、③の漢方を使うことはあまり多くないでしょう。

　その他にも、自律神経の不調による場合も冷え性が発生し、「加味逍遙散」（65ページ）や「帰脾湯」（66ページ）などの自律神経を正す効果のある漢方薬を用いることがあります。ただ、このあたりはやや応用編となりますので、まずは①～③までをしっかり理解しておくといいでしょう。

冷え性の原因と用いる漢方薬

原因	特徴	代表処方
①気虚 （エネルギー不足）	●体を動かす根本となる気が不足しているために、熱を発生できない。 ●特に胃腸系の弱い人に多い。	●補中益気湯をベースに継続して服用を指示。
②血虚 （血液不足）	●血液が不足するタイプ。低血圧で貧血があり、疲れやすく、顔色が悪いというのが指標。	●四物湯がベース漢方だが、水分代謝異常（下半身のむくみなど）がある場合は当帰芍薬散がよい。 ●胃腸虚弱が強い場合は、補中益気湯や帰脾湯など気虚を正す漢方薬をある程度継続させてからのほうがよい。
③瘀血 （血液循環トラブル）	●下半身の冷えが強く、上半身（特に顔）ののぼせを訴える人が多い。 ●生理痛がひどい、身に覚えのない打撲が多くある、などが指標。	●桂枝茯苓丸がファーストチョイス。 ●便秘や生理前のイライラが強い場合は桃核承気湯を選択。

自律神経の異常でも、体温調節機能が狂って冷え性が出ます。ストレスや不安の強い人に対しては、「冷暖房にあたりすぎない」「シャワーだけでなくお風呂に浸かる」「寝る前の考え事をやめる」「暴飲暴食やアルコールを控える」「冷たいものは控える」「規則正しい生活時間を心がける」なども指導するとよいでしょう。

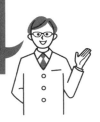

☆ 皮膚のかゆみ（皮膚炎）

最初に知っておいてほしいのは、**皮膚疾患とは漢方を用いた治療の中でも極めて難度が高いものであり、専門的な漢方の勉強を経るまでは手を出さないほうがよい**ということです。それを前提として、本書では皮膚のかゆみに関する概論と最低限の分類を紹介しておきます。

皮膚のかゆみが起きる原因としては、血と陰の不足があげられます。血は全身に酸素や栄養を行き渡らせますが、血の不足や循環の滞りで皮膚へ栄養が届かず機能を低下させ、皮脂や汗の分泌が滞ることで乾燥を呼び、かゆみの原因となります。また、体を潤す陰の不足も、皮膚の乾燥の大きな原因となります。これは季節性の乾燥もありますが、潤いである陰を作り出す主要な臓腑である腎の失調も原因となります。したがって、加齢などの

要素も無視できません。

血の不足は脾、肝、心のどこが失調を起こしても起きうるものですが、①不足した血と陰を補う虚証向けの漢方薬として第一選択となるのは「当帰飲子」（83ページ）でしょう。反対に、②のぼせが強く、実証タイプで熱感とかゆみを訴える人には「黄連解毒湯」（64ページ）が使われます。

また、皮膚病が難しいのは、この実証症状と虚証症状が混在するケースがあるという点です。例えば、③ほてりや熱感が強く症状は実証さながらなのに、その根底には血液不足の血虚が存在しているような場合（特に女性に多いです）には、清熱（黄連解毒湯）＋補血（四物湯）の温性と清熱作用が共存する「温清飲」（63ページ）が用いられます。

④患部にジュクジュクした湿があり、熱を発する湿熱タイプでかゆみや炎症が移動するタイプ（風邪）には、風・湿・熱をまとめてケアできる「消風散」（77ページ）が用いられます。⑤胃腸系が極端に弱っていてかゆみを訴える人には、脾を養いながら補血して皮膚の乾燥を正す「帰脾湯」（66ページ）などの補脾薬を用いることもあります。

皮膚のかゆみのタイプ別分類と用いる漢方薬

タイプ	特徴	代表処方
①血虚＋陰虚	●虚弱体質で乾燥が強い（加齢を伴うことが多い）。 ●貧血がちで髪や爪にもツヤがない。 ●皮膚や口の乾きを訴える。	当帰飲子
②実証の熱性が強いかゆみ	●清熱を必要とする実証の熱感が強い。 ●神経的にも不安定で、イライラしがちで短気、目の充血なども併発する。	黄連解毒湯（虚証にはNG）
③血虚体質だが実証の熱も持つかゆみ	●虚実が混在している皮膚のかゆみ。 ●皮膚にツヤはないが、赤みは強い。	温清飲（実証・虚証とも使えるが、胃腸虚弱なタイプには使用を避ける）
④風・湿・熱によるかゆみ	●移動するかゆみで、患部はジュクジュクして気持ちの悪い熱感を伴う。	消風散（乾燥により悪化するタイプには使用しない）
⑤脾虚＋血虚のかゆみ	●胃腸系が極端に弱っている。	補血剤のみでは胃腸にさわるほど胃腸虚弱者の場合は、帰脾湯などで脾を補いながら同時に血を補う

☆ めまい

　めまいは、漢方では「眩（目がくらむこと）暈（頭がくらくらすること）」と表記されます。原因は非常に多岐にわたりますが、五臓で分類すると腎系・肝系・脾系に分けることができるでしょう。

　腎は体内の水分循環をつかさどるとともに、耳とつながっている臓腑でもあります。①**腎系のめまい**は、内耳や平衡器官に障害が出てめまいを起こすケースです。腎は加齢により誰もが失調する部位ですが、その他にも房事過多（性交渉のしすぎ）や先天的に腎が弱い「腎虚体質」の人は注意です。適応する漢方薬としては、補腎薬（六味地黄丸、牛車腎気丸など）が使われます。

　②**肝系のめまい**は、ストレスやイライラを強く受けた時にふらつきを起こしてしまうタイプ。めまいと肝は深い関連性があり、神経の使いすぎ、目の使いすぎ、寝不足などによって肝がつかさどる自律神経系のコントロール機能が失調し、その結果、脳や内耳への血液の流れにも障害が生じてめまいが起きます。この種のめまいには、「加味逍遙散」（65ページ）や「四逆散」（73ページ）などが効果的です。

　最後に、③**脾系のめまい**は、体内の水分バランスを崩して起きるものです。胃腸や消化器系が弱い、あるいは暴飲暴食や、冷たいものの摂りすぎなどで機能を失調し、胃内に水分が停滞すると、湿や痰を発生してしまいます。脾系のめまいには色々な処方がありますが、「半夏白朮天麻湯」（87ページ）や「苓桂朮甘湯」（94ページ）、消耗や機能失調の激しい人には「帰脾湯」（66ページ）や「補中益気湯」（89ページ）などが用いられます。

めまいの原因と用いる漢方薬

| めまいの最大の原因は「体内の水分代謝の異常」 | | 2種類の利水剤を用いた沢瀉湯がファーストチョイス |

原因の分析が可能な場合は……

原因	メカニズム	効果的な処方
腎系のめまい （加齢、過度の性交渉、先天性の腎虚、出産や授乳など）	腎の機能失調、すなわち腎虚により水分代謝が乱れるだけではなく、腎と結びついている耳（内耳）の平衡器官に障害が出るためにめまいが起こる。	体質に合わせた補腎薬（六味地黄丸、八味地黄丸、牛車腎気丸、など）
肝系のめまい （ストレス、神経の使いすぎ、寝不足、疲労、お酒の飲みすぎなど）	自律神経、血液循環のコントロール機能を担う肝の失調はめまいの大きな原因。自律神経機能が乱れ、内耳への血流が滞ることでめまいが起こる。	加味逍遙散、四逆散、など
脾系のめまい （冷たいもの、脂っぽいもの、味の濃いものの摂りすぎなど）	胃腸、消化器系が失調することで胃内に余剰な水分が停滞し、痰湿を生む。これが体内の水分代謝を乱れさせ、めまいにつながる。	半夏白朮天麻湯、苓桂朮甘湯、帰脾湯、補中益気湯、など

❺ 仕事をしながら漢方を学ぶには？

働きながらの勉強は時間が限られます。間違った解釈で覚えたりしないためにも、専門家に質問できる環境で学ぶのがおすすめです。

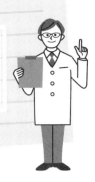

☆ 学習初期は独学よりもセミナーや講座がおすすめ

　薬剤師や登録販売者など、お薬や医療に関わる仕事をしていると、漢方医学や中医学に興味がわいて詳しく学びたいと考える人もいるでしょう。本格的に漢方を学ぼうと思えば、中国への留学（中医学の場合）や、日本の漢方の大家に弟子入り（最近は、あまりこうしたケースはないと思いますが）……ということまで考えなくてはいけませんが、ほとんどの人は「現在の仕事をしながら学ぶ」という状況でしょう。

　一般の薬局やドラッグストアに勤務していると、扱う漢方薬の種類も、お客様に漢方薬をおすすめする機会も多くないので、実務の中で漢方の知識を増やしていくことには限界があります。実際には、休日などの勤務時間外にセミナーや講座を個人的に受講したり、専門書などでコツコツ独学するという人が大半だと思います。

　ちなみに私自身は、独学という方法はあまりおすすめしていません。漢方には独特の言い回しや用語、概念があり、自分なりの解釈で間違った知識を身につけてしまう危険性がかなり高いからです。できれば、専門家に基礎から教わるか、「このような理解で合っているか？」と確認できる環境で学ぶことをおすすめします。

　その場合、やはりセミナーや講座を受講することになりますが、まずは「中医学」と「漢方医学」のどちらを学ぶのかを選びましょう。そして、「中医学基礎講座」や「漢方理論セミナー」といったキーワードで検索して、自宅や勤務先から通いやすい地域で絞り込んで開催情報を探します。医療関係者向けであれば、漢方薬メーカーの勉強会などがわりとよく催されています。

　セミナーや講義を選ぶ際のポイントは、①講義がわかりやすい、②東洋医学を西洋医学的な考えに当てはめようとする解釈を極力交えない、③身近なテーマに沿って理論を解説してくれる、④ある程度の期間（半年〜1年）をかけて定期的に知識を深められるカリキ

ュラム、⑤中医学と漢方医学の分類が明確、といったところです。中医学であれば「イスクラ産業」、漢方医学であれば「小太郎漢方製薬」の開催するセミナーが個人的にはおすすめです（会社によっては、会員にならないと受講できない場合もあるので注意）。

また、店頭でお客様に商品を販売することを考えると、漢方薬の知識だけではなく、カウンセリング能力、経営者や店舗の責任者であれば店舗経営や運営のノウハウも必要でしょう。自分の学ぶ目的（知識、接客技術、経営など）をふまえて探してみてください。

講義やセミナーを選ぶ時のポイント

①講義の質が高い（知識がなくても講義がわかりやすい）
②東洋医学を西洋医学的な考えに当てはめようとする解釈を極力交えない
③身近なテーマに沿って理論を解説してくれる
④ある程度の期間（半年〜1年）をかけて定期的に知識を深めるカリキュラム
⑤中医学か漢方医学かの分類が明確

- イスクラ産業株式会社（中医学）http://www.iskra.co.jp
- 小太郎漢方製薬株式会社（漢方）http://www.kotaro.co.jp/iryou/index.html
- 筆者の定期開催セミナー（中医学）http://takuya-kanpo-consulting.com

> 最初のうちは、漢方・中医学の理論や知識をシンプルに学べるものを選びましょう（アーユルヴェーダや鍼灸など、内容が多岐にわたるものは避ける）。また、初回の講座を受けてみて、講師の話す内容がちんぷんかんぷんと感じる場合は、おすすめできません。よい講義やセミナーは、知識のない人でも理解できるものです。

漢方薬は子どもでも飲める？何歳から飲める？

　漢方薬は、体質や病態に合っていれば、副作用もなくしっかりと効果を発揮するため、小さなお子さんにも飲ませることができます。服用させる必要性のあるものであれば、乳児（私は1歳前後くらいでもおすすめすることがあります）でも服用が可能です。

　小児の場合は、皮膚アレルギーや喘息、発育不全（歯が生えない、言葉を話さない、歩かない、髪が生えないなど）やお腹が弱い（便秘、下痢）、チックやてんかん、疳症などのご相談が多いですが、いずれも漢方薬の服用は早いほど効果的だと私は考えています。

　漢方相談の経験が浅いうちは、無理に小児への服用をすすめる必要はありませんが、相談を受けることはあると思います。小児に扱える漢方薬は、いくつか覚えておくとよいでしょう。「乳児が漢方なんて飲むの？」と思われるかもしれませんが、3歳くらいまでであれば、証に合っている漢方薬なら嫌がらない、むしろ好んで飲んでくれるケースのほうが多いです。大きくなってくると、「薬＝苦い、まずいもの」という固定観念や警戒心が出てきて、服用に難儀する親御さんは多いと思います。そうした先入観のない乳児や小児は、本能的に体が受け入れている場合は、比較的スムーズに服用できるのです。

　もし、お子さんが服用に抵抗を示す場合は、無理にそのまま飲ませるのではなく、蜂蜜や黒糖などに混ぜて湯に溶いたりすると飲ませやすくなるでしょう。ただし、1歳未満の乳児に蜂蜜を与えるのは禁忌です（乳児ボツリヌス症の危険性があるため）。漢方薬にも蜂蜜を用いているものがあるので、1歳未満の乳児に服用させる場合は、必ず成分の確認をしてください。そういう意味では、漢方相談にある程度自信がつくまでは、乳児への投与は控えたほうが無難かもしれません。

3章

漢方薬の
カウンセリング技術を上げたい！

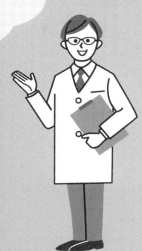

漢方薬は丁寧な
カウンセリングなしでは選べません。
何を聴き取り、どう説明するのか？
漢方専門薬局以外の
薬剤師・登録販売者にも
役立ちます。

❶漢方の健康相談 の流れ

主に漢方薬局での健康相談(カウンセリング)について紹介しますが、一般の薬局・薬店の接客に役立つ内容もあると思いますので、ぜひ参考にしてください。

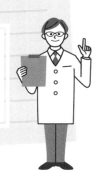

☆ 漢方専門店舗はカウンセリングが大事!

　私が日頃、健康相談(カウンセリング)を行っている店舗は漢方専門薬局です。日用雑貨を含むOTC医薬品(市販薬)の取り扱いはほぼなく、処方箋調剤の機能はありますが、ほとんど行っていません(調剤専門の支店が別にあります)。完全予約制で、スタッフそれぞれが担当するお客様のご相談を受けています。

　相談時間は、初回なら1人あたり60分。この60分間で、まずはお客様のお悩みについて詳細をうかがい、その病態を漢方の知識で分類し、適した漢方薬を選定し、服用の仕方などを説明した後で販売します。2回目以降も、30分間のカウンセリングで経過を確認しながら、必要があれば漢方薬の内容を調整します。これを繰り返しながら、お客様のお悩みの根本改善を目標に進めていきます。

　健康相談では、まず、漢方薬を選ぶ際に相談者の「証」を見極めます。2章でもふれましたが、証とは、その人固有の**「体質」「見た目」「起きている病態」**の特徴を総合的に見たもののこと。この「証の見極め」が正しく行えるように、知識と経験を積まなくてはいけません。

　ドラッグストアなどの薬店の場合は、**調剤や商品の小分け販売が原則できないため、基本的には箱や袋に入った商品を組み合わせて販売**する形になります。扱う漢方薬の種類も限られ、接客も短時間で行うことがほとんどなので、専門薬局のようにじっくり聴き取って証を見極めて……ということは難しいでしょう。ただし、この章で紹介するような聴き取りのエッセンス(短時間でも最低限押さえておくポイント)を知っていると、漢方薬やその他の市販薬を選んでおすすめする際に役立つと思います。

漢方専門店の健康相談の流れ

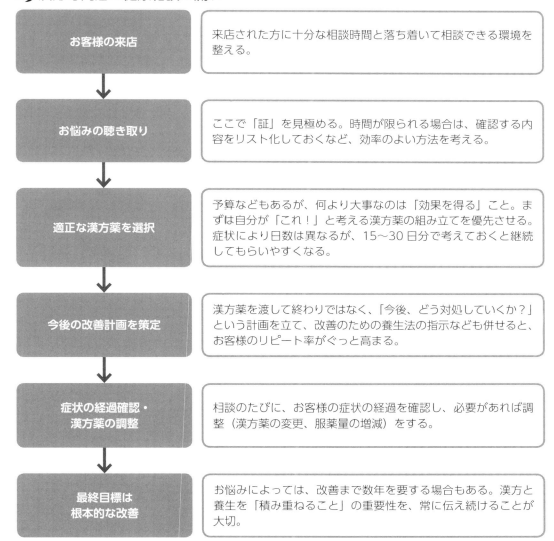

❷相談に来るお客様を理解する

当たり前のことですが、薬局・薬店に来るお客様の多くは、不調や不安を抱えています。接客態度や言葉選びには、十分な配慮が必要です。

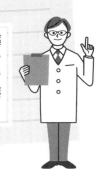

☆ 来店するのは心身のどこかに不調を抱えたお客様

　漢方薬に限らず、薬局・薬店で仕事をする上で忘れてはいけないのが、相談に来るお客様への心構えです。症状の種類や程度は様々ですが、相談にいらっしゃるということは、心身のどこかに不調を抱えているということです。**通常よりも元気のない、繊細な体と心の状態で来店される**ので、接客応対にも相手を気遣う気持ちが求められます。

　特に漢方専門薬局の場合は、病院での西洋治療がうまくいかなかったり、他の医療機関でよく話を聴いてもらえなかったりした経験から、漢方薬を求めて来店されるお客様が多いです。そのため、相談に臨む際のポイントは大きく２つ。まずは、**徹底的にお悩みを聴く**こと、そして、**それまでの治療を絶対に否定しない**ということです。

　人は話を聴いてもらうだけでも心が軽くなり、体の気の巡りがよくなるものです。漢方治療の基本に、体を巡る重要な成分である気・血・水の流れを正すという考え方がありますが、この作業は相談時の「聴く」という方法ですでに始まっています。

　また、人は理由や事情はどうあれ、自分が過去にしてきたことについて否定されることを好みません（生活習慣の乱れなどは指摘しなくてはいけませんが）。無理にお世辞を言ったり、肯定したりする必要はありませんが、お客様と良好な関係を築くためにも、相手の過去の治療を頭から否定するようなことはせず、しっかりと話を聴いて理解した上でアドバイスするようにしましょう。

相談に来たお客様を理解するために

漢方相談に来るお客様は……

- 心身が弱っている

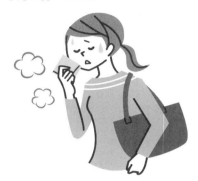

- 西洋的な治療で満足いく結果が出なかった

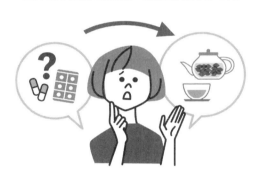

- 医療機関で十分に話を聴いてもらえなかった

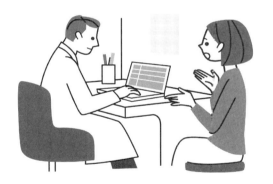

3章　漢方薬のカウンセリング技術を上げたい！

①相手の話をよく聴く
「聴いてほしい」という思いに応えるために、まずは相手が悩みを話し終えるまでしっかりと聴き取る（なるべく自分の言葉は挟まないようにするが、不明点の確認はOK）。

②相手のこれまでの治療を否定しない
西洋的な治療で満足できる結果が得られなかった、場合によっては悪化してしまった人もいるので、治療法について否定するのはNG。

❸漢方薬の知識があっても実務がうまくいかない？

せっかく身につけた知識を実務で空回りさせないために、「聴き取るスキル」とお客様に納得してもらえる「説明スキル」を磨きましょう。

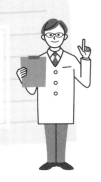

☆ 知識を活かすためには「相談力」が必要

　私が漢方知識の講座や漢方専門店の経営について講演をする際によく質問されるのが、「漢方についてかなり勉強しているのに、その知識がなかなか実務に結びついていかない」という悩みです。

　漢方薬は、「証」に基づき選択したものをお客様に服用してもらい、服用の積み重ねによって症状や病態を根本から改善していきます。もちろん、漢方薬の知識は必要なのですが、実際に現場に出てみると、書籍や講習などで学んだ「体質」や「疾病のタイプ」に当てはまらないケースが頻発するのです。また、そもそも健康相談の段階で聴き取りがうまくできず、お客様との意思の疎通がとれていないために、疾病の本質を見落としたり、勘違いしたりした状態で漢方薬を選択してしまうこともあります。

　せっかく身につけた漢方薬の知識を活かすためには、お客様のお悩みを正しく理解し、良好な関係を築くための「相談力」が必要です。相談力とは、**①お客様の話を聴き取るスキル、②適正な漢方薬を選ぶ知識、③お客様に納得して服用してもらえる説明スキル**、の３つだと私は考えています。これらの１つでも欠けてしまうと、お客様からの信頼が得られずに販売に至らない、あるいは初回は販売できてもリピートにつながらない、といった残念な結果に陥るでしょう（漢方薬に限らず、他のOTC医薬品の販売でも同様です）。

　薬剤師でも登録販売者でも、漢方薬やその他のお薬を自分の判断で選択することを繰り返し、時には失敗し、その原因を分析することで、知識に経験が積み重なっていきます。漢方薬の知識だけを躍起になって学び、頭でっかちになっている人も少なくありませんが、残念ながら、それでは現場で知識が空回りしてしまうでしょう。特に漢方専門薬局では、お客様との円滑なコミュニケーションとともに、お悩みの状況を柔軟に解釈できる能力が漢方知識とともに必要とされます。

漢方の健康相談に必要な3つのスキル

①お悩みを正しく聴き取るための「聴き取りスキル」
②適正な漢方を選択するための「漢方知識」
③用意した漢方薬をしっかりと続けていただくための「説明するスキル」

聴くことに徹底したらリピートが増えた

　10数年前になりますが、私が漢方専門薬局での修行を終えて、実家の薬局に戻って漢方の健康相談を始めたばかりの頃の話です。現在は漢方に特化していますが、当時の私のお店は処方箋調剤の仕事もかなりのウェイトを占めていました。しかし、私が戻ってすぐに、それまで処方箋を多くお受けしていたクリニックが閉院してしまったのです。

　正直、これには焦りました。漢方薬のお客様を増やさないと私のお給料がないような状態になってしまったからです。店に戻るまでの数年間、中医学の勉強や店舗で漢方薬を販売する仕事はしていたので、漢方を売ることに自信がなかったわけではありません。しかし、なぜか私が担当したお客様はリピートしないのです。悩んだ末にようやく気づいたのが、「適正に漢方薬を選んで、お客様に販売すればいいのだろう」と自信満々に薬の説明だけをして、「聴き取り」や「お客様に薬について理解してもらうこと」ことを置き去りにしていた事実でした。

　それに気づいてからは、とにかくお客様の話をまず徹底的に聴き、用意する漢方薬を「漢方の素人」であるお客様にわかりやすいように、なるべく平易な言葉で丁寧に説明することを心がけました。すると、お客様のリピート率が目に見えて上がったのです。お客様との間に「信頼関係」が構築されて初めて、実のある健康相談が可能になり、お客様の漢方薬や生活・食養生がきちんと継続するようになる、ということを忘れてはいけません。

❹聴き取りで大切な3つのポイント

「ちゃんと話を聴いていればいい」というわけではありません。「親身に聴いていること」が相手に伝わることで、より精度の高い聴き取りができます。

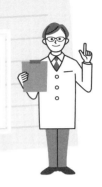

☆ うなずき、言葉の反復、否定しない

聴き取りには、**①上手なうなずき、②気持ちの確認と受け返し、③相手の過去に理解を示すこと**、この3つの要素が必要だと私は考えています。順を追って説明していきましょう。

まず、①「上手なうなずき」は、相談相手の「安心感の構築」につながります。ポイントは**ゆっくりと深く、相手が認識できるように大きくうなずく**こと。「はい、はい、はい」などと軽い感じではなく、噛んで含めるように、相手の目を見ながらゆっくり、しっかり、「はい……。はい……」とうなずきましょう。話している相手が、ほっとするようなうなずきが大切です。

次に②「気持ちの確認と受け返し」ですが、これは相手の話を「理解していることを伝える」効果があります。**相手の話の大事な部分を「そうでしたか、○○なんですね」と復唱しながら**話を聴きましょう。相談者は相槌だけを返されるよりも、さらに自分の話を理解してくれていると思えるため、関係性が深まります。

最後の③「相手の過去に理解を示すこと」とは、相手の話に柔軟に対応するということで、「信頼関係を構築する」ためにも極めて重要です。例えば、**相談者が明らかに問題のある生活習慣や不適切と思われる治療を行っていたとしても、聴き取りの段階では口を挟んだり否定したりせずに、そのまま聞き入れる**のです。知識を持っている側は、どうしても「それは間違っていますね」とか「こうしたほうがよかったですね」と口を挟みたくなるものです。しかし、それを最初に言ってしまうと、相談者と信頼関係を築くのは難しくなります。もちろん、誤った認識や改善すべき習慣などは指摘しなければなりませんが、聴き取りの最初の段階ではやめておきましょう。

以上の3つを意識しながら、まずはしっかりと相談者の話を聴きましょう。

押さえておきたい聴き取りの3大ポイント

①上手なうなずき
【目的】相談者に安心感を与える
【ポイント】ゆっくり、深く、相手の目を見て大きくうなずく

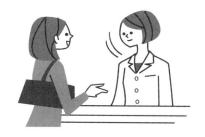

②気持ちの確認と受け返し
【目的】相談者の発言に理解を示し、関係を深める
【ポイント】相談者の話の大切な部分を声に出して繰り返す

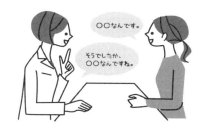

③相手の過去に理解を示す
【目的】相談者がこれまで行ってきたことや考え方に対して理解を示し、信頼を得る
【ポイント】これまでの過ちや治療の失敗などについて批判せずに、まずは聴く

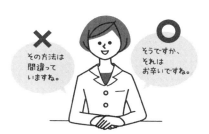

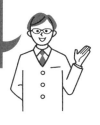

人は「聴いてほしい生き物」です。こちらがとにかくちんとした態度で悩みを聴くことで、相談者が「この人ならわかってくれる」と思えたら、漢方薬や養生法についての説明も伝わりやすくなります。

❺質問の仕方で信頼感が変わる

適正な漢方薬を選ぶ上でも、お客様に安心感を与える上でも、「的確な質問」は重要。相談の記録をまとめることはスキルアップにもつながります。

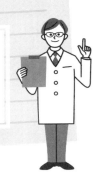

☆ 質問は系統立てて、メモは相手の話が終わってから

　漢方薬を選別するための質問事項はいくつもありますが、それらをただ機械的に確認すればよいわけではありません。相談に来たお客様がお悩みの当事者であれば、体調の優れない状態であることも多く、ゆっくりと、相手の目を見ながら、筋道を立てて質問するよう心がける必要があります。カルテやパソコン画面などを見ながら矢継早に話し、こちらを見もしない医師にはあまりいい印象を持ちませんよね？　それと同じです。

　また、思いつくままではなく、系統立てて質問していきましょう。例えば、「胃腸系は弱いですか？」→「お通じの具合はどうですか？」→「胃腸の機能はストレスや疲労でも悪くなりますが、そういったものは今ありますか？」……というふうに**複数の質問を1つの話題のように、筋道を立てて聴く**ようにします。こうすることで話題があちらこちらに飛ぶことなく、お客様も回答の負担が軽減します。何度も同じことを質問したり、聴くべきことを聴いていなかったりすると、相手は不安やいらだちを覚えるので、これは大事なポイントです。

　質問に対するお客様の答えは、漢方薬を選ぶための重要な内容なので、しっかりメモを取りながら聴きます。ただし、相手が話しているときは、相手の目を見てゆっくりとうなずき、「それは辛かったですね」などと共感を示すようにしましょう。メモを取ることにばかり集中していると、相手は「話を聴いてもらえている」実感が薄くなってしまいます。まずはしっかりと**相手を見て質問し、答えをいただいてから目線を落としてメモを取る**、というスタイルを徹底しましょう。面倒に感じるかもしれませんが、こうした態度によってお客様の信頼感は大きく変化します。

　そして、聴き取った内容は、漢方薬局の場合お客様が帰った後で薬歴簿（お客様情報）にまとめておきます。メモの情報をきちんとまとめ、後日「なぜ、この漢方を選んだの

か？」がわかるように残しておきましょう。薬歴簿を書くときも、患者情報をただ羅列するのではなく、自分以外の人が読んでも理解できるようにまとめます。そのお客様が次回、自分が店舗にいない時に来店される可能性もあります。薬歴簿がわかりやすく書かれていると、他のスタッフでもスムーズに対応できます。判断基準になった証の解釈がすでに記載されていれば、他のスタッフが見た時にその正誤を判断しやすくなります。

私の場合、お悩み情報を総合的に分析した結果、①**「どこの臓腑に失調があり」**、②**「どのような病態が存在しているゆえに」**、③**「○○湯という漢方を選んだ」**、④**「その後はこのような経過観察を続ける予定である」**ということを、**薬歴簿に整理して書く**ようにしています。経過については、相談日ごとに用意した漢方薬と体調の推移、その際に発生した新たな問題や課題などを追記し、今後の展望や計画も書くとよいでしょう。

話が脱線しやすい人には？

健康相談をしていると、お客様によっては、すぐに話が本筋からそれてしまうことがあります。カウンセリング全般にいえることですが、問題解決に向けて必要なのは「相談者が自分の内面と対話できる状況を作ること」です。信頼関係を構築し、「この人とは、安心して話ができる」という状況ができると、相談者は自身の内面に目を向けられるようになります。話が脱線しやすいというのは、そのお客様とまだ信頼関係が構築できていないといえるかもしれません。

ですから、「その話は結構です」などと冷たく突き放すのではなく、本筋からそれた話題もある程度笑顔で聴いた後で、「お話を戻してもよろしいですか？」と優しく軌道修正を図りましょう。実際に相談を重ねていると、次第に「脱線」は減っていくはずです。それでも、話好きな方などで雑談が減らない場合は、話の切れ目に「ごめんなさい、相談時間が限られていますので……。よかったら、今度また聴かせてください」ともう少し明確に伝えて、「○○○については、△△△ということでお間違えないでしょうか？」と本来確認したかった内容に誘導します。あくまでも「丁寧に、優しく」を心がけてください。

薬歴簿の書き方

薬 歴 簿　　No._____　(30 年 3 月 14 日)

アレルギー　**花粉症**　　生年月日 明・大・昭・平　年　月　日　紹介 広 **twitter**

氏名　○○ ○○　　TEL　　男・**⦿女** 45才　未婚・**既婚**　子供 2　職業

住所　**東京都△△区○○ 1-2-3**　〒

主訴 (一番苦しい 症状)	イライラして、特に生理前に体調を崩す。 食欲不振、不眠
治療中の診断名 その検査値	血圧(/)・( )　妊娠(有・**無**)
服用中の薬名 或は記号	特になし
現病状	ストレスを感じるとイライラして、その後、 気持ちが落ち込んでしまう。寝つき悪い
既往歴・家族歴	自律神経失調症

舌質　淡紅・淡白・紅・絳・紫
　　　胖嫩・乾枯・裂紋・点刺
舌苔　薄白・白厚・白膩・薄黄
　　　黄厚・黄膩　**舌体(太・普・小)**

寒　熱	部位( )・悪寒・発熱・発熱して汗(あり・**なし**)・寒熱往来・午後微熱・ 手のひら足のうらのほてり・**のぼせ**・寒がり・冷え
不快感	部位( )・痛・脹・痒・こる・しびれ・重苦しい・**息きれ**・**圧迫感**・分泌物・動悸・めまい・ 脱力感・不自由感・固定性・遊走性・鈍感・刺感・発作性・持続性・間歇性・拒按・喜按
飲食・味覚・口	食欲(一般・よい・**なし**・食量(**一般**・多い・少ない)・口渇(冷たい飲物がほしい・ 大量に飲む・飲みたくない・なし)・口が苦い・唾・痰・のどの痛み・口内がねばる
皮膚	**乾燥**・湿潤・普通・分泌物(ある・ない) 手・足・股・体・頭・頸・唇( )・しもやけ・ジンマシン( )
鼻	つまる・鼻水(薄・濃)・色(水様・白・黄)
睡眠	**寝つきが悪い**・**目が覚め易い**・夢をよくみて動悸を伴う・**嗜眠**
汗	自汗・**盗汗**・半身発汗・手のひら足のうら発汗( )
大便	正常・**便秘**・下痢(一日　回)・排便前に腹痛あり・夜明け前の下痢・裏急後重・ 性状(普痛・兎糞状・軟・粘液状・水様・未消化様・膿血)―痔(内・外)( )
尿	排尿回数(昼 2 回、夜 2 回)・残尿感・頻尿・排尿痛・血尿 尿色(普通・**黄色**・清長)( )
浮腫	部位( )・皮膚に弾性(あり・**なし**・陥凹がもとに(もどる・**もどらない**)
月経・帯下	周期不安症(21～35日)　PMS強い
嗜好品	味(甘・辛・酸・塩辛)・酒(/日)・たばこ(本/日)・**コーヒー** 茶・**冷物**・温物
其の他	無気力、肩こり、易疲労、物忘れ

中医薬研究会

> 毎回確認する内容は、フォーマットにしておくと漏れがない。

体　格	普　通 ・ 筋肉質 ・ ⓨやせ型 ・ 肥満型	体重　　　kg 身長　　　cm
顔　色	顔　色（普通 ・ 血色悪い ・ 青白い ・ 青黒い ・ 黄色い ・ 両頬のみ赤い ・ どす黒い ・ すすけて黒い ・ つやがある ・ つやがない） ・ 黄　疸（あり ・ なし）	
音　声	ⓨ声が高い ・ 呼吸が粗い ・ 声が低くて呼吸が弱い ・	
におい	排泄物と分泌物のにおい（濃い ⓨ薄い）	
その他	去年末から新しい仕事を始めたのをきっかけに忙しくなり、ストレス・疲労ともに増えている。 神経質、すぐに不安感出る。	
証　型	肝鬱気滞・気血両虚（脾気虚メイン）	
治　則	疏肝理気・補気健脾→補血	

月・日	用薬　および　経過
3/14	加味逍遙散　2g/包　⎫ 帰脾湯　　　2g/包　⎭ 各1日2回、30日分 ↓ （次回）イライラと睡眠の度合いを経過確認

> 聴き取った情報の羅列ではなく、そこから導き出された証とその判断基準を明確に残しておく（誰が見ても漢方の判断基準が明確になるように）。

> お客様の来店日ごとに漢方、体調の推移、問題点や課題、今後の計画を記載。

協力：中医薬研究会

❻証を見極めるために確認すること

聴き取りの作業では、優先度の高い内容から確認していきます。相談時間を有効に使うためにも、必要事項を頭に入れて、スムーズに質問できるようにしましょう。

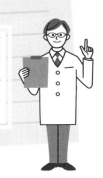

☆ まずは、「冷え」「のぼせ」「便通」を確認

　漢方薬を適正に選ぶためには、「健康相談」（カウンセリング）を行わなくてはいけません。健康相談では具体的に何をするのか、私自身の手順を例に紹介します。

　まずは、前項で説明した「聴き取り」で、お客様の悩みを漏らさず聴きます。その後、お客様の体質と現況について、今度はこちらから質問をしていきます。必ず確認するのは、お客様の「証」すなわち体質や症状を見極めるための情報です。

　私の場合、まず気血水の生成や循環に不調がないかを探るために「冷え」「のぼせ」「便通」などから確認を始めます。さらに、「夜の睡眠時間（就寝と起床は何時ごろで、睡眠時間は何時間くらいか）」も聴き取ります。就寝時刻が遅かったり睡眠時間が短かったりする場合は気虚や血虚が疑われ、不眠の症状がある場合は、生活習慣からの気虚の疑いがあります。

　また、「大きなストレスの有無」も確認し、ストレスがある場合はどのくらいの期間続いているか？　原因の排除は可能か？　といったことも併せて聴き取ります。「胃腸は元気か？　弱っているか？」「気力の有無」「むくみの有無」「疲れやすさ、だるさの有無」「喉や口の渇きはあるか？」「暴飲暴食や食生活の問題はないか？」……などなど非常に多岐にわたります。

　次のページのように、様々な質問に対する答えを総合して、その人の証を特定していきます。こうした作業を「問診」と呼びます。問診に加えて、病態を見極める指標として舌を診る「舌診」を行うとさらに効果的です（一般の薬局・薬店では難しいかもしれませんが）。

　ただし、問診に慣れないうちは、必要な質問をし忘れてしまったり、聴く必要のないことまで聴いたりして、証の見立てを誤ったりお客様の信頼をなかなか得られなかったりし

ます。ある程度、聴き取りの経験を積んでいくしかありませんが、**毎回、確認すべきポイントを頭に入れてから健康相談に臨む**ようにすると、お悩みの聴き取りや証の分析の上達が早くなるでしょう。適正な漢方薬を選べる確率も上がります。ちなみに、こうして証を見立てていくことを中医学では「弁証論治(べんしょうろんち)」といいます。

聴き取りから証の見極め、漢方薬の提案までを淀みなく行うことができれば、お客様からの信頼感もぐっと高まります。次回のリピートにもつながっていくので、しっかりと聴き取りの技術を身につけましょう。

証の見極めで確認しておきたい事項の例（これらが全てではない）

冷え	あり⇒　血虚、瘀血の疑い
のぼせ	あり⇒　瘀血、陰虚の疑い
便通	軟便⇒　気虚、脾虚の疑い 便秘⇒　瘀血、気滞の疑い
睡眠時間	短い⇒　気虚、血虚の疑い
就寝・起床時刻	遅い⇒　気虚、血虚の疑い
不眠（寝つき、中途覚醒）	あり⇒　気虚の疑い
ストレス、疲労	あり⇒　気滞、気虚、瘀血などの疑い
胃腸、消化器系	不調・虚弱⇒　気虚、血虚の疑い
気力や集中力の欠如 （物忘れが多くないか？）	気力が湧かない⇒　気虚、気滞の疑い
むくみ （むくみの場所は？）	下半身のむくみ⇒　瘀血、腎虚の疑い 全身のむくみ⇒　痰湿の疑い
疲れやすい	あり⇒　気虚、血虚の疑い
だるさが強い	あり⇒　痰湿の疑い
喉や口の渇き	あり⇒　陰虚の疑い
食生活の問題（暴飲暴食）	あり⇒　痰湿の疑い

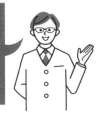

お悩みによって聴き取る内容も変わります。不必要な質問が多いと印象がよくないので、病態をつかむための内容をきちんと整理してから質問しましょう。証の聴き取りは、スタッフ同士で練習すると効果的です。
また、舌診は中医学で行われるものですが、一般の薬局・薬店では会社の方針で禁止される場合もあるかもしれません。それぞれの状況に合わせて、取り入れてください。

❼相談スキルを上げるために意識したいこと

経験を積んで、聴き取りや漢方薬の選定に自信がついてきたら、さらなるレベルアップを目指しましょう。お客様の満足度も上がります。

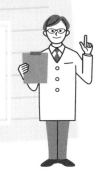

☆ ベテランの相談スキルに近づこう

　はじめのうちは、漢方の知識を身につけることや接客経験を積むことに注力すべきですが、漢方相談の仕事に慣れてきたら、次のようなことを目標にさらなるスキルアップを目指しましょう。いずれも経験豊富なスタッフが実践していることです。

①相手の見た目や声などから大筋の病態を推測する訓練をする

　漢方相談では、相手の話をきちんと聴き、必要事項をこちらから質問することで、病態や漢方薬によるアプローチを考えます。ただし、相談者がお悩みの当事者である場合は、具体的な相談内容を聴く前に、相手の外見からある程度の病態や体質を推測しておくと、さらに効率よく聴き取り作業ができます。

　見た目で判断するというとすごく難しそうですが、実際に見るポイントとしては「体格」「肌の色」「吹き出物」「肌の状態、質感」「しゃべる声」「爪や髪の状態」など。このあたりを、じろじろと見るのではなく、あくまでも自然にチェックしてみましょう。チェックしたことで何がわかるのかは、右ページにまとめます。

②相談時間内に聴き取りと追加質問、漢方薬の選定と使用説明を終えるようにする

　感情移入しすぎたり、話を聴きすぎたり、逆に聴かなすぎたり……ということが、はじめのころは特にありがちです。例えば、「相談時間は1時間の予定なのに、毎回2時間近くかかってしまう」「相談者はまだ話を聴いてほしい状態なのに、すぐに相談が終わってしまう」といったケースが多々あります。

　確かに、健康相談では相手の話をよく聴くことが大事で、相談時間が長ければ相談者も満足するかもしれませんが、これでは一人前とはいえません。割り当てられた時間の中で、

必要な情報を聴きだして、相談者に安心感や満足感を与えることが大切です。

③副作用と好転反応の違いを間違えない。慢性症状をできるだけ短期間で改善させられるようになる

これができるようになると、かなりのベテランの域です。日々の研鑽による知識と経験が何より必要ですが、「短期間で改善させる」という点については、漢方薬の服用に生活養生や食養生をプラスすることで効果の発現を早められます。そのポイントを知っておくとよいでしょう（43〜47ページの病態別生活養生・食養生を参照）。

相談者を観察してわかることの例

体格	●がっしり筋肉質→実証（例外もあるので注意）　●元気のない痩身→虚証
肌の色	●青白い→血虚　●黄色い→脾虚　●赤黒い→瘀血　など
吹き出物	●唇の上に吹き出物、唇の両脇が切れている→胃腸系に失調あり ●顎周辺に吹き出物→ホルモン失調の疑いあり
肌の状態・質感	●乾燥がち、シミ、そばかす、くすみがち→血虚
声	●小さくて聴き取りにくい→気虚
爪や髪の状態	●爪が白い、割れている、髪にコシやツヤがない、白髪交じり→血虚

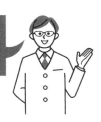

これらはごく一部です。もちろん例外もあるので、外見から得られる情報はあくまでも目安としつつ、聴き取りを行いましょう。

相談を時間内に終わらせるコツ

- 感情移入しすぎない（相手への「理解」が大切だが、同情や感情移入は避ける）。
- 相談者の話を脱線させない（無関係な話や、同じ内容の繰り返しが出そうな場合は、悩みのポイントだけをしっかり話してもらうように誘導する。話をさえぎらずに、相手が発した言葉から本筋に導くようにすると「話し足りない！」という不満も出にくい）。
- 漢方薬の説明は「どういうふうに作用して治すか」を簡潔に伝える（難解な説明は不要）。
- 予定の時間よりも早く相談が終わりそうな時は、「他にお困りのことはありませんか？」ときちんと確認（「話を切り上げられた」という意識が相談者に生まれにくくなる）。

❽ 相手に伝わるアドバイスの仕方

漢方薬による治療では、生活改善や食養生を同時に行うことが欠かせません。お客様に納得して実践してもらうためには「伝え方」を工夫しましょう。

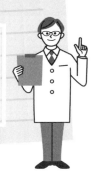

☆ 上から目線と批判はNG

　漢方を用いた健康相談では、漢方薬の紹介だけではなく、生活習慣の見直しや食養生などのアドバイスも行います。自身が持ちうる養生知識をお伝えするわけですが、その伝え方には注意が必要です。

　まず、**上から目線にならない**こと。知識を持っている側は、「次回までに、この習慣を正しておいてくださいね」とか「そんなことしていたら、いつまでたってもよくなりませんよ！」などと、無意識のうちに高圧的になったり、押し付けがましい物言いをしてしまうことがあります。これはいけません。あくまでも、相談者のペースや生活環境をきちんと理解した上で、本人にできるような生活の改善方法を一緒に考えましょう。

　また、**批判的な言い方をしない**ことも大事です。誰だって好きで不健康になったわけではありません。体調不良について自分なりに悩み、色々な方法で改善を試みてきた経緯もあるはずです。そうした背景を無視して、「そのやり方ではダメですよ」とか「そんなサプリメントでは効き目がなかったでしょう」と、その人がこれまでやってきたことを頭から批判するべきではありません。ここまでの経緯を尊重し、共感し、「このやり方ならきっと大丈夫ですよ」という安心感を与えるようなアドバイスをしてください。

　心身が不安定な状態にある人は、高圧的・批判的な言い方をされるとパニックを起こしたり、ヒステリックに怒ってしまったりすることが少なくありません。伝える内容は同じでも、物の言い方によって受ける印象は大きく変わります。あなたがよかれと思って、改善してほしい内容を伝えても、相手が「否定された、批判された」と感じてしまえば、せっかくのアドバイスも活かされません。「お客様は常にナーバスな精神状態で相談に来ている」という前提を持ち、懇切丁寧に、親身に、押し付けずに、「こうすればきっとよくなりますよ！　一緒に前に進みましょう」という前向きな姿勢で臨みましょう。

アドバイスをする時に気をつけるべきポイント

無意識の上から目線に注意	● 相手にプレッシャーを与えたり、不安や恐怖心を煽るような言い方は絶対にしない。 ● 自分にそんなつもりがなくても、不安を抱えて相談に来る相手は、通常よりも過敏になっていることが多い。
相手の養生や生活習慣を頭から批判しない	● 相談者は「なぜ、よくならないのか？」と悩んでいるケースが非常に多く、「それじゃダメですよ」と否定されると、殻に閉じこもってしまう可能性が高い。 ● 批判ではなく、「こうすれば、もっといいですよ」という前向きな提案をする。

こんなふうに言い換えてみよう

> そんな生活をしていたら、いつまでたってもよくなりませんよ。次回までに直してくださいね！

→ お忙しいのですね、毎日お疲れ様です。では、まず生活のどの部分から正していけるか、一緒に検討してみましょう。焦る必要はありませんが、生活を正すことで薬の効果もすごくよくなりますからね。

> そんな治療法をやっていたんですか？
> それじゃあダメですよ。

→ 苦労されたのですね。お辛かったと思います。今までの治療法では効果が十分でになかったということですので、「漢方薬によって根本から正していく」という、今までとは違うアプローチを試してみてください。よい結果につながると思いますよ。

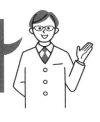

ポイントは相手の過去を否定しないことと、「一緒に頑張りましょう」という姿勢。相談に来られた方は、「すでに頑張ってきた（辛い思いをしてきた）」という意識を忘れないことです。

漢方薬の効果的な飲み方とは？

　薬局で調剤したお薬をお客様に渡す時、ドラッグストア等で市販薬を販売する時、薬の特徴とともに服用する際のアドバイスをすると思います。特にエキス剤を服用する方から、「どうやって飲めばいいの？」と質問されることもあるでしょう。

　基本的に、白湯で飲むことをおすすめします。エキス剤はもともと煎じ薬を機械的に乾燥させたものですから、温かい湯での服用によって煎じ薬の形に近づけることができ、その効果を最大限に発揮できます。もし、こだわりがある服用者なら、電気ポットや電気ケトルなどで沸かしたお湯よりも、やかんの蓋を外して10分間ほど煮沸させた後、少し冷ましたお湯で飲むことをすすめてもよいかもしれません。カルキなどの不純物がきれいに抜けるためです。

　お湯で飲むのが苦手という場合は無理をすることはありませんが、冷え切った水で飲むのはできるだけ避けましょう。内臓を冷やして、薬効成分の吸収効率を下げることになります。体を温める処方の漢方薬の場合は、その効果も減ってしまいます。少なくとも常温以上の水で服用してもらいましょう。また、できればお茶やコーヒー、ジュースなどではなく、純水で飲むようアドバイスしてください。

　また、添付文書などで漢方薬の服用法を確認すると、大抵は「食前（食事の30分前）」「食間（食事の約2時間後）」の服用を推奨されています。西洋薬の多くは「食後」に飲むように指導されますが、これは薬の成分で胃を荒らさない、胃の蠕動運動（胃に入った食べ物を腸へ送り出す働き）を利用してなるべく早く腸で有効成分を吸収させる、といった意図によるものです。

　一方で漢方薬は、草や根、木の皮といった植物由来の生薬、または虫や動物の角や内臓などの動物由来の生薬など、基本的に食べ物を原料とするものがほとんどです（鉱物由来の生薬もありますが）。漢方薬の有効成分は腸内細菌に分解されることで体に吸収されます。食後に服用すると、他の食べ物と一緒に腸内細菌に分解されるため、吸収効率が悪くなってしまうのです。

　さらに、漢方薬はその香りや風味自体に薬効を持つものも多く（芳香性健胃薬など）、空腹時の嗅覚や味覚が鋭敏になっているタイミングに飲むことで、より効果が増すという意味合いもあります。

ただし、万が一、服用して胃腸がもたれたり、いつまでも腹部に違和感が残るようなことがある時は、無理をせず食後に服用してもかまいません。そうした不快感が数日以上続く場合は、漢方薬が合っていない可能性もあるので、再度ご来店いただくように伝えましょう。漢方クリニック等で処方された医療用の漢方薬の場合は、相談した医療機関に直接、または漢方薬を調剤した薬局に相談するようアドバイスしてください。

　ちなみに、一般的にはエキス剤の漢方薬が広く普及していますが、「効果」の面では、湯薬、散薬、丸薬といった伝統的な剤形で飲むのが効果的です（賦形剤などの添加物がなく、生薬の効能がダイレクトに得られるため）。もし、エキス剤を試して改善はしているが、あと一歩効き目がほしいといった場合は、伝統的な剤形の漢方薬を専門薬局で購入して服用してみることをおすすめします。私は、目の疲れをとるのに素晴らしい効果を発揮する「杞菊地黄丸（こぎくじおうがん）」という漢方薬が大好きなのですが、エキス顆粒から本来の剤形である蝋皮丸（ろうひがん）（生の生薬を練り込んだ丸薬）を試してみたところ、まるで別の薬を飲んだのかと思うほど、素晴らしい効果を実感した経験が今でも忘れられません。

こんな時どうする？❶
❾ 選択する漢方薬を絞りきれない

6つある病態のうちのどれか1つにぴったり当てはまる、ということはまずありません。複数の病態に対応する方法を学びましょう。

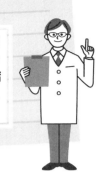

☆ 病態は複数ある場合が多い

2章で「6つの病態（体質）」について説明しましたが、実際に接客していると「お悩みを改善させるための病態が、どうしても絞りきれない！」という場面が出てくると思います。むしろ、ほとんどのケースで絞りきれないでしょう。でも、それでかまいません。

基本的に、病態はいくつかが複合して起こります。ただ、それら全てに対応しようとすると、自動的に「選択する漢方薬が絞りきれない」という状況になります。複数の漢方を組み合わせることを考える人もいるでしょう。決して間違いではありませんが、**漢方薬を安易に組み合わせることはおすすめできません**。漢方薬はもともと複数の生薬の組み合わせでできており、複数の漢方薬が混ざれば重複した生薬の作用が増強されたり、各々の効果を打ち消してしまう可能性もあります。

こういう場合は、全ての病態に対応しようとするのではなく、最優先させるべき病態を考えてみましょう。例えば、ここまでお話ししてきたように、気血水という体内の構成物のうち最も必要なものは気であり、気がない状態では血も水も作られません。ゆえに血や水の欠如とともに気の不足もある場合は、まずは「気虚」を正す漢方を優先させることをおすすめします。特に漢方相談のキャリアが浅いうちは、あまり多剤併用をせず、**1つの処方を大切に考えて選定し、自信がついてきたら2剤まで、最終的には3剤程度までの併用を上限とする**とよいでしょう。

また、漢方の中には気血を同時に補える漢方薬（十全大補湯など）や、気を補いながら水の流れを正す漢方薬（防已黄耆湯など）といった、**1つの処方で複数の病態の改善効果を持つもの**があります。一方で、**併用して使うことを推奨されている漢方薬の組み合わせもある**ので、こうした知識を学んでいくことで、無駄に多剤併用して混乱してしまう、といったミスを避けられます。

複数の病態を改善させられる漢方薬の例

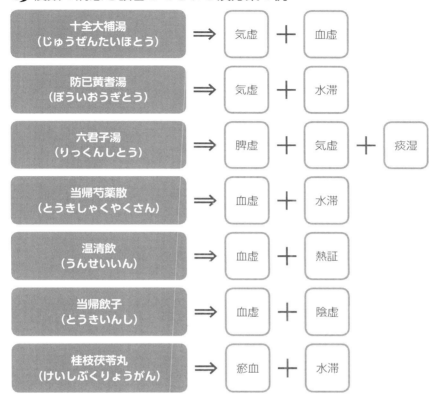

十全大補湯（じゅうぜんたいほとう）	気虚 ＋ 血虚
防已黄耆湯（ぼういおうぎとう）	気虚 ＋ 水滞
六君子湯（りっくんしとう）	脾虚 ＋ 気虚 ＋ 痰湿
当帰芍薬散（とうきしゃくやくさん）	血虚 ＋ 水滞
温清飲（うんせいいん）	血虚 ＋ 熱証
当帰飲子（とうきいんし）	血虚 ＋ 陰虚
桂枝茯苓丸（けいしぶくりょうがん）	瘀血 ＋ 水滞

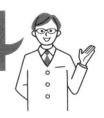

これらの他にもたくさんあります。基本的に、病気はいくつかの病態が絡んで起こることが多い、ということを頭に入れておきましょう！

こんな時どうする？❷
❿ 漢方薬で副作用が出てしまった

経験のある薬剤師や登録販売者でも、「副作用では？」という問い合わせにはドキッとしてしまいます。まずは落ち着いて状況を聴き取り、誠実に対応しましょう。

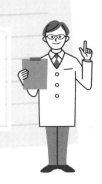

☆ 焦らず、冷静に状況を判断

　自分が自信を持って選んだ漢方薬を飲んだお客様から「副作用が出た」という連絡が入る——これはかなりの衝撃ですが、こうした訴えをゼロにするのは難しいものです。「副作用かも？」という問い合わせがあっても、焦りは禁物です。漢方薬の場合、明らかに間違った処方を選んでも（もちろん選んではダメですが）、数週間〜数か月という長期間飲み続けない限り、まず重篤な状態になることはありません。

　最初に確認するのは、**①服用後どれくらいたってから、②どんな副作用が、③どれくらいの期間続いているのか**の3点です。

　私の経験上、漢方薬の副作用は飲んでから数日以内にあらわれるケースがほとんどです。例えば、今まで同じ漢方薬を飲んでも何ともなかった、むしろ調子がよくなっていたのに、数か月続けていたら副作用が出てきた、ということはあまり考えられません。ただし、「その時の体の状態が、その漢方薬を必要としない体質に変わっていた」ということもあるので、その可能性も頭にとどめておきましょう。

　漢方薬の副作用として多いのは、例えば胃腸系が弱い人が当帰（とうき）や地黄（じおう）など造血作用の強い生薬を含むものを服用して胃腸の不調を訴えるケースでしょう。血虚の病態と考えて補血剤を選択するケースがありますが、胃腸系、消化器系（脾）の弱い人にいきなり使うのは避けたほうがよいです。まずは脾を元気にする漢方薬を優先し、消化器系の虚弱が改善してきた感覚を得られたら補血剤を使う、あるいは最初は半分くらいに加減して使う、というのがよいでしょう。

　皮膚疾患系の漢方薬を使って症状が増悪する例もあります。厄介なのは、「好転反応」といわれる短期的な症状悪化状態を経て改善が進むケースで、これは副作用との見極めが難しいです。皮膚疾患の場合は、「服用者の寒熱と虚実の見極めが間違っていないか？」

をもう一度よく確認し、「やはり、間違っていない」と思ったら1週間程度服用を続けてみます。服用を続けて症状の悪化が改善していけば好転反応であった可能性が高く、さらに増悪していく場合は病態を見誤ったか、症状の見極めは正しかったが体質に合わない生薬が含まれていたなどの可能性が高いので中止したほうが無難です。

その他の副作用としては、人参製剤などの滋養強壮剤を飲んだ時に体がほてったり、動悸が出る（特に高血圧傾向の人には注意。基本的に実証の人に滋養強壮剤は必要ありませんし、使うべきではありません）、大黄などの下剤系の生薬を含む漢方を使った時の下痢症状（瀉下するものですから処方の意図として問題がなければよいですが、脱水の危険性などがある場合は注意が必要）などがあります。

いずれの副作用が出た場合も、**1週間以上続く場合には減薬して様子を見る、あるいは休薬する**ことを視野に入れましょう。一番よくないのは「自分の選択に間違いがあるはずがない！」という思い込みです。服用を止めてすぐに副作用が減弱するようであれば、それはやはり問題のある選択だったということ。見立ては間違いなかったとしても、服用する人の特別なアレルギーや、体質的に受け入れられない生薬や成分がある場合もあるので、訴えがあったときは柔軟な対応が求められます。

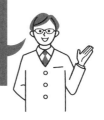

ダイエット薬として頻用される「防風通聖散」などは、ドラッグストアでもよく売れる商品ですが、もともと実証の人しか使ってはいけない薬です。お腹の弱い人が使うと下痢が続いて体力を消耗しますが、これは副作用というよりも間違った使い方が原因なので、販売時に情報提供するとよいでしょう。

副作用の訴えがあった時に確認すること

①服用後どれくらいで副作用が出たか？	・漢方薬の副作用は大半が服用数日以内に出るので、長期服用後の場合は副作用の可能性は低い。 ・服用した時の体質に漢方薬が適合していなかった可能性もあるので念のため再確認する。
②どんな副作用の症状が出たか？	・胃腸の不調（もたれや痛み）　⇒当帰・地黄などの造血能力の高い生薬に多い ・熱感や冷えの増悪　⇒漢方薬の寒熱の選択が間違っていないか再確認（虚証の人は清熱系の漢方に注意。実証の人には滋養強壮系の漢方は注意） ・皮膚症状の悪化　⇒好転反応の可能性もあるので1週間ほど様子を見る。増悪が進む場合は中止する。数日の悪化の後、症状の落ち着きや改善があればOK
③副作用がどのくらいの期間続いているか？	・基本的に1週間以上症状が続く場合は要注意。 ・漢方の効果の意図として必要なものであれば、服用者に丁寧に説明して理解してもらう。

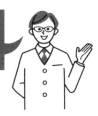

原則的に、休薬・減薬してみると副作用が減る場合は、処方が合っていない可能性が高いです。「自分の判断に間違いはない」と感じていても、柔軟な対応が必要です！

妊娠中の漢方薬、注意すべき点は？

　漢方薬に限った話ではありませんが、妊娠中、特に妊娠初期は、薬の服用に対して神経質になりがちです。このことは決して間違いではないのですが、漢方薬には、妊娠中の体調を助けるものもあり、私もそうした漢方薬はむしろ服用を推奨しています。妊娠中に飲んではいけない漢方薬、服用してもよい（服用をおすすめできる）漢方薬を、それぞれ知っておくと役に立ちます。

　妊娠中に避けたほうがよい漢方のカテゴリとしては、まず瘀血を改善する駆瘀血剤（桂枝茯苓丸など）と、瀉下作用を持つ漢方薬（大黄甘草湯など）、あるいはその両方の作用を持つもの（桃角承気湯）などがあげられるでしょう。特に妊娠を望む際には駆瘀血剤を服用しているケースがありますので、妊娠のご報告があったら（くれぐれも妊婦さんを脅かさないように）服用中止のアドバイスを出すことをおすすめします。これらに共通するのは「下に降ろす」という作用で、堕胎につながる可能性がわずかですがあるため、大事をとっておいたほうが無難です。

　また、妊娠中に感冒（かぜ）症状が出た時には、葛根湯や小青竜湯といった麻黄を含む漢方薬もあまり使わないほうがよいでしょう。麻黄製剤などは、発汗を促す際に体力を使うので、常に大きな危険性があるというわけではありませんが、避けたほうが望ましいと思います。妊婦さんのかぜには、桂枝湯や補中益気湯など、マイルドな働きのものを用いるとよいでしょう。

　これらとは反対に、妊娠中におすすめの漢方薬は、補気剤（補中益気湯など）、補血剤（当帰芍薬散など）、補腎薬（六味地黄丸、八味地黄丸など）など、「補」の字がつく補剤のカテゴリです。ただし、胃腸系が弱い方の場合は補血・補腎薬で胃の不調を訴えることがあるので、補気剤を選ぶか、補血作用が穏やかで補気作用に優れた帰脾湯などを用いるとよいでしょう。

こんな時どうする？③
⓫しばらく使っても効果が出ないと言われた

症状によって漢方薬の治療のアプローチは異なるため、治るまでに時間がかかるケースもあります。治療方針や完治の目安などをわかりやすく伝えましょう。

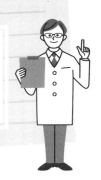

☆ 経過の目安は、事例などでわかりやすく説明

　お客様から「この漢方薬、いつまで飲めばいいの？」「効果がないみたいなんだけど……」などと言われることもあります。漢方の接客を始めて間もない時期はあたふたしてしまうでしょうが、まずはその相談の内容が慢性症状なのか急性症状なのかを考えてみましょう。

　急性症状（感冒、吐き下し、急性の蕁麻疹など）の場合は、適正な漢方薬を用いていれば１日～数日で効果を実感できるはずです。数日以上飲んでも効果を感じられない場合は、見立てに問題があったと考えるべきでしょう。急性症状の場合は漢方薬選択の成否がわかりやすいので、効果が全くなかった場合は言い訳をせずに謝罪し、お客様が了承してくださったら、もう一度、聴き取りから始めましょう。

　「効果がないわけではないが十分でない」という場合は、漢方薬の追加や、急性症状の改善を促進するための生活・食養生法を、きちんと検討することが大切です。例えば葛根湯を使いたいような寒証のかぜの場合は、「葛根湯は温かいお湯で割って服用し、飲んだ後も温かい恰好をして、しっかりと発汗を促す」などの服用のコツも併せて伝えると、信頼感のアップにもつながります。

　慢性症状の場合は、漢方薬の効き方も治り方も急性症状とは全く異なります。急性症状は主に悪いものを外に排毒させたり、体の治癒力を増強させることで回復を促しますが、慢性症状の場合は病気の根を除去したり、失調した機能を正す必要があります。長期にわたって患う症状は根が深く、漢方薬の効果が届くまでに数か月、場合によっては年単位での服用を必要とするものもあります。慢性症状に使う漢方薬は、効果が弱いから長くかかるのではなく、アプローチの仕方が根本治癒を目的としているために長期的に取り組むことになるのです。

お客様にこうした漢方薬を服用する意味が伝わっていないと、飲み始めて数日しかたっていないのに「まだ効かない！」などという声があがります。これは説明不足に他なりません。それでも、「治るまでにはすごく時間がかかります」「いいから黙って飲み続けてください」などと突き放してはダメです。時間がかかることを説明するのは大切ですが、服用する人に希望となる情報を与える必要があります。

　私自身は、**相談者と同じようなお悩み、年代、体質の人の改善例を引き合いに出し、「こういう漢方薬で、このくらいの期間で、こんなふうに治りましたよ」とお伝えする**ようにしています。もし、まだ経験が少なくて紹介できる改善例が自分の中にない場合は、先輩や教えを乞うている先生のエピソードを拝借してもいいでしょう（作り話はいけません！）。悩みを抱えている人にとって、そうした情報は何よりの希望、励みになりますし、治療期間の目安がわかることで不安が軽減されます。

　こうした気遣いが、継続的な漢方薬の服用を支え、その効果を100％発揮させる下地作りになっていくのです。説明を省いたりせずに、きめ細やかな対応を常に心がけてください。

「しばらく使っても効果がない！」と言われた時の対応

- 漢方薬を慢性症状に使ったのか、急性症状に使ったのかを確認。
- 急性症状（感冒・嘔吐・下痢・蕁麻疹など）に使用して数日以上効果がない場合は、処方検討をやり直す。
- 慢性症状に対して服用中の場合は、治療のアプローチの考え方、「どのくらい飲めば、どのように体が変化していく」という改善計画を、過去の改善事例によって提示する（相談者と似た体質・症状・年代のケースがよい）。
- 「相談者は常に希望を求めている」という点に特に留意する。

> 慢性症状の場合でも、選択した漢方が適合していると1か月程度で何らかの改善の兆しが見えることが多いです。服用後、数日〜2週間程度であれば効果が出ないケースも多いですが、「数か月間服用しても何の変化もない」という場合は、選択に誤りがある可能性が高いので注意しましょう。「副作用がない＝その漢方が合っている」というわけではありません。

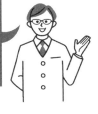

⓬受診勧奨の判断

漢方薬も万能ではなく、西洋治療が適するケースがあります。「漢方薬で治したい」という相談でも、必要があれば適切に受診勧奨を行いましょう。

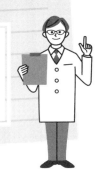

☆ 西洋医学と東洋医学のバランスのとれた考え方が大事

　特に漢方専門薬局では、漢方をしっかりと学び、お客様に寄り添った生活養生のアドバイスを重ねていくと、実際に驚くべき改善例が続きます。そうした経験をすると、「漢方すごい！」「何でも治せるのでは!?」「西洋医学に頼らなくてもいい！」……という自信が出てくるでしょう。正直にいうと、私自身もそんな時期がありました。しかし、残念ながら、漢方医学や中医学にも限界があります。驕ってはいけません。漢方薬だけでの治療ではなく、西洋医学の受診勧奨をすべきケースと、そのタイミングをお教えしたいと思います。

　大前提として、**「緊急性の高い慢性症状」においては西洋治療**の優先度が高まります。具体的には、**①外科的処置が必要な場合**です。内臓から病態を治す漢方薬には、止血、打撲、骨折、腰痛、関節痛など外科的領域で活躍できる症例もたくさんあります。しかし、例えば大きな子宮筋腫があり、物理的に子宮を塞いでしまって妊娠を阻んでいるといった場合はどうでしょう？　漢方で筋腫や嚢腫を小さくできるケースもありますが、摘出しなくてはいけないケースではやはり外科的な治療を優先させる必要があります。

　また、重度の高血圧症や梗塞など、**②短期でコントロールしないと危険度が極めて高い場合**も西洋治療が優先されます。以前、私の店に50代の男性がやって来て、「血圧を下げる漢方をくれ」とおっしゃるので、現在の血圧がどれくらいかを聞きました。すると「上が250、下が140」とのお答え。その場でタクシーを呼んで、病院に行っていただきました。**漢方は慢性化した体質改善を目的とする**ので、高血圧症という病気を根本から改善させる可能性はあります。しかし、服用してすぐに血圧が下がるという類のものではありません。ですから、このケースで漢方薬をおすすめするのは、あまりに危険度が高いです。

　③効果が期待できるはずの漢方薬を数か月間使っても効果が出ない時も要注意です。以

前、「慢性的な疲れがどうしても取れない」というお悩みに対して補気剤や補血剤をいくつか組み合わせて使ってみたものの、全く効果があらわれないということがありました。何を使ってもまるで"手応え"がないという珍しいケースにピンと来て、病院で精密検査を受けていただいたところ、極めて珍しい副腎の機能不全症であることがわかりました。

漢方で手応えが得られないのは残念ですが、こうした場合はきちんと受診勧奨を行うべきでしょう。「こんなはずはない」といつまでも漢方薬だけでやり通そうとすると、思わぬ大きな病気を放置することになりかねません。大事なのは西洋医学と東洋医学のどちらか一方にこだわるのではなく、両方の長所を活かせるようなバランスのとれた考え方で相談に臨むということです。

受診勧奨を考えるケース

①**外科的な治療が必要**	●手術を必要とする大きな外傷、骨折、腫瘍など。
②**重症化した慢性病で短期的にも危険度が高い**	●高血圧症、梗塞、糖尿病、高コレステロールなど早期のコントロールが必須な場合など。
③**漢方薬を使って数か月たっても期待した効果がまるで出ない**	●隠れた重篤な病気や特殊な病気がある場合も（内臓機能障害や遺伝子病など）。 ●精密検査でないとわからない場合は、必ず受診勧奨する。

「漢方で治してあげたい！」という熱意は素晴らしいです。しかし、西洋医学も東洋医学も万能ではないことを、常に頭に置いておきましょう。

⓭漢方薬＋αの アドバイス

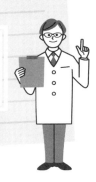

漢方薬でも市販薬でも、薬の効果を最大限得るためには、規則正しい生活やバランスのとれた食事などのアドバイスが欠かせません。

☆ 漢方治療は生活・食養生とセット

　漢方薬の効果を高めるためには、同時に生活習慣を見直すことも欠かせません。漢方薬（西洋薬も同じですが）を販売する際には、生活養生についてもアドバイスするようにしてください。特に大切なものを以下にあげておきます。

●睡眠

　早寝早起きが基本です。漢方の解釈では、夜 10 時以降も起きているのは気血を消耗するため避けるべきとされています。睡眠時間は、夜 10 時～朝 5 時がおすすめ。就寝時間については、できるだけ努力してもらうことが大切です（ただし、まずは本人のできる範囲から。強制は NG です）。

　睡眠の質を悪くするものも排除する必要があります。例えば、寝しなのスマートフォンやパソコンの操作は、ブルーライトにより交感神経が刺激され、興奮状態が入眠を妨げます。少なくとも、就寝の 1 時間前にはこれらの使用をやめるように伝えましょう。

　また、寝る前に不安を煽るような情報を見たり、深刻な考え事をしたり、興奮するような映像を見たりすることも避けます。精神的な刺激や過度の思考は、精神の安定をつかさどる心血を消耗するとされます。

●運動

　過度な運動は不要ですが、運動不足もいけません。「適度な運動」を定義するのは難しいのですが、運動習慣のない人が例えば 1 日 3 回のラジオ体操をする（スマートフォンの動画などを見ながら簡単にできます）とか、近所を散歩するといった程度から、体を動かす習慣を徐々に作っていきましょう。

動くことが気持ちよく感じられるようになったら、ストレッチ運動を加えてみたり、散歩の距離を伸ばしたり、軽くランニングなどを始めてみてもいいでしょう。とにかく、「毎日続けられるレベル」をきちんと設定してあげることが大切です。

●**疲労・ストレス**

　疲労やストレスは、蓄積することで病気を引き起こします。例えば、急に思い立って激しい運動をして「疲れた」とか、上司に大目玉をくらって「ストレスがいっぱい！」というのは一時的なもので、ゆっくりお風呂に浸かったり、一晩ぐっすり眠ったり、好きなことをして発散させてしまえばいいのです。

　問題は、そうした疲労やストレスが日常的に続いている状況。まずは、その状況からできるだけ距離をとることが大切です。とはいえ、仕事を辞めたり、家庭から離れたりするのは、簡単なことではありません。疲労やストレスの原因と、そう簡単には距離をとれない場合は、適度に自分の好きなことや休息を挟むように意識するなど、とにかく「蓄積させない」方法を考えましょう。

　自宅や職場などの住環境が、不調の原因となる場合もあります。特に、皮膚疾患やアレルギー疾患、冷え性などでは、住環境が病態を悪化させているケースをたびたび目にします。多湿、乾燥、暑い、寒い、ハウスダスト（ホコリ、動物の毛やダニなどのアレルゲン）など、長時間生活する場所の環境も健康状態に大きく影響しますから、相談者のお悩みを聴く際には住環境の確認もしてください。思わぬ悪化原因が見つかることがあります。

> これらの他にも、様々な生活習慣がお悩みの病態を増悪させているケースがあります。必要に応じて聴き取って、改善のアドバイスを行いましょう。

季節ごとに注意したい症状と養生法

春	● 急な温度変化についていけずに自律神経の失調（特にイライラや情緒不安定などのメンタル不調）が出やすくなるため、「肝」（自律神経の調節機能を持つ）の養生が大切。肝の機能が低下すると、気（エネルギー）の代謝も悪くなり、疲労感が出たり、元気がなくなって鬱病や5月病などのメンタル疾患も起きやすくなる。 ● 肝の機能を補う食材（ブルーベリー、ぶどう、シジミ、アサリ、ひじき、わかめ、カツオ、クコの実など）を積極的に摂るとよい。また、春の陽気は肝の気を暴走させ、イライラ、頭痛、めまい、充血、血圧上昇などにもつながるため、クールダウンさせる涼性の食べ物もよい。苦味や酸味のあるものや香りの強いもの（セロリ、うど、菜の花、梅干し、レモンなど）もおすすめ。
夏	● 「暑邪（しょじゃ）」が体内に入ると、余剰な熱が溢れて汗をたくさんかき、体液（津液）が不足する。水分不足は、だるさ、動悸、息切れなどの症状、場合によっては熱中症につながる（「心」が統括する心臓もダメージを受けるので動悸や息切れが出るとされる）。 ● 日本の夏は湿気も多く、「湿邪（しつじゃ）」に弱い「脾」の不調にも要注意。冷たい水をたくさん飲みすぎると脾に負担がかかり、食欲不振や下痢などの失調につながる。 ● 適度な水分補給が重要（過度に水分を摂りすぎないこと）。体の熱を逃して利尿を促す旬の野菜や果実（きゅうり、すいか、緑豆春雨、トマトなど）で夏バテ対策を。
秋	● 空気が乾燥する季節。呼吸機能や水分代謝の調節機能、免疫機能を担う「肺」が失調すると、「燥邪（そうじゃ）」の影響を受けやすくなる（肺の潤い低下による、呼吸器の不調、喉や鼻の乾燥、口の渇き、皮膚の乾燥やかゆみなど）。 ● 旬の野菜や果実（梨、栗、銀杏、百合根、れんこんなど）には体に潤いを蓄える（燥邪への抵抗力をつける）ものが多い。乾布摩擦などで、肺と関係が深い皮膚を鍛えるのもおすすめ。
冬	● 寒い時期は、無理に動き回るよりも、体にとって必要なものを「蓄える」ことが大事。 ● 「寒邪（かんじゃ）」が最も勢いを増す季節で、これが体に侵入すると感冒（かぜ、インフルエンザ）、関節の冷えや痛み、四肢の冷えなどの症状（外寒症状）を引き起こす。腹痛や下痢、食欲不振といった消化器系の不調（内寒症状）などが出やすいのも特徴。 ● 冬は、成長や老化、生殖機能など生命の根源となるエネルギーを作り出す「腎」の養生が大切。外寒症状には、ネギ、ニラ、ショウガなどの温性や辛味のある野菜、内寒症状にはかぼちゃや鶏肉、山芋など、胃腸系を元気にする温性の作用のあるものがよい。腎によいとされる、黒ごま、豆類、松の実などもおすすめ。

気になる漢方薬のお値段

「漢方治療にはお金がかかる」「専門薬局の漢方薬は高い」——そんなイメージがないでしょうか？

　確かに、処方箋調剤なら薬価が決まっていて調剤報酬も定められているので、患者さんが支払う金額に大きな差はありません。薬店でOTC医薬品として売られているメジャーな漢方薬（葛根湯や防風通聖散など）や、箱売りされる既製品のエキス顆粒も金額は明快です。

　一方で、漢方専門薬局で煎じ薬を調剤する場合、あるいは原末やエキス顆粒を分包するような場合は、金額はその店が定めることになります（自由診療のようなイメージです）。例えば、私の店の場合は、煎じ薬は1日あたり600〜800円程度、エキス顆粒や原末を調剤して販売する場合は1日あたり400〜500円程度です。価格が店ごとに違う理由は、漢方薬の原料である生薬にあります。自然の刻み生薬を用いる場合はそのクオリティによって仕入れ値が大きく変わります。相談料が加算されたり、そのお店の考え方によって価格の決め方も異なります。保険調剤ではなく全額自費になることもあり、一般の方から見ると「漢方専門薬局は高い」というイメージにつながりやすいのです。

　基本的に、一番リーズナブルなのは錠剤で、その次に散剤、液剤と続き、最も高価なのが煎じ薬だと思います。漢方薬を販売する側として、「価格が高い」というイメージを払拭したいと考える人もいるでしょう。その気持ちも理解できますが、私自身は、あくまでも相談者のお悩みを改善させることが最優先であり、漢方薬の価格を下げて勝負するといったことはしないほうがよいと考えています。

　私も漢方相談を始めた当初は、知識や経験に自信がないこともあり、高額な漢方薬をおすすめすることに遠慮がありました。まずお客様に予算を聞いて、その範囲内で漢方薬を用意するようなこともしていました。しかし、経験を積んだ現在では、予算は最後まで聞かず、「その方のお悩みを改善できる」と自信を持って漢方薬を選ぶことを優先しています。結果として、そのほうがお客様にも喜んでいただけると、今では確信しています。

おわりに

　漢方医学や中医学は、数百年、数千年という長い時間をかけて培われ、現在も発展し続けている医学です。一人の人間の生涯をかけて学んでも、決して極めることができないほど膨大な知識量です。「なぜ、こんな生薬を用いてみようと思ったのか？」「このようなすごい作用があることを、どうやって知ったのか？」——生薬を1つ学ぶたびに驚き、それらが1つの処方として集まった漢方薬の効果を目の当たりにするたびに感動を覚えます。先人たちの知識を結集して作り上げた漢方医学・中医学の世界は、まさしく「知恵の宝庫」です。

　現代の日本では、西洋医学治療の「おまけ」のように見られてしまいがちな漢方薬ですが、西洋医学ではまだ成し得ていない素晴らしい効果も持っています。未熟な私ではありますが、この知識を風化させずに次の時代に引き継いでいきたい、と日々感じています。そして、毎月開催している私のセミナーには、漢方医学や中医学に強い関心を持った多くの方々が集まり、その熱意にふれるたびに勇気づけられています。

　正しい漢方医学や中医学の知識を持つ人が増え、西洋医学と東洋医学のよいところを活かした治療により、病気や不調に悩む人々を根本から健康にしていけるような医療形態が確立されること、それが私の願いです。本書に詰め込んだ知識は漢方医学・中医学全体のほんの一部にすぎませんが、読んでくださった皆さんに「漢方って面白いんだ！」「中医学のことをもっと知りたい！」と思っていただけることを、心から願っています。

2018年2月

杉山卓也

本書を通して、皆さんがより漢方に興味を持ってくださること、そして漢方薬をご自身の手で活用するきっかけになることを、心から願っています。どうか漢方・中医学を楽しんでくださいね！

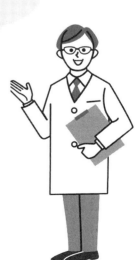

[著者プロフィール]

杉山 卓也（すぎやま・たくや）

薬剤師／漢方アドバイザー。神奈川県座間市にある「漢方のスギヤマ薬局」にて「あらゆる人生相談に乗れる漢方薬剤師」をモットーに、メンタル、子宝、子ども、ペットなど、ひとりひとりに寄り添った漢方相談を受けるかたわら、講師として年100回を超えるセミナー・講座を開催。また、漢方薬局経営者向けのコンサルタント会社も経営し、漢方取扱店舗の経営ノウハウについて全国で講演やコンサルティングを行う。神奈川中医薬研究会会長、座間市薬剤師会会長、星薬科大学非常勤講師も務める。合同会社Takuya kanpo consulting代表社員。

装丁	大岡 喜直（next door design）
イラスト	古藤 みちよ（cue's）
本文デザイン・DTP	マーリンクレイン

●購入特典●

以下のサイトから、本書50〜59ページ「主な生薬の性質と薬効別分類」およびコラムのPDFファイルがダウンロードできます。
http://www.shoeisha.co.jp/book/present/9784798154909
※ SHOEISHA iD（翔泳社が運営する無料の会員制度）のメンバーでない方は、ダウンロードの際、会員登録が必要です。

現場で使える
薬剤師・登録販売者のための漢方相談便利帖

2018年3月14日　初版第1刷発行

著　者	杉山 卓也
発行人	佐々木 幹夫
発行所	株式会社 翔泳社（http://www.shoeisha.co.jp）
印刷・製本	日経印刷 株式会社

©2018 Takuya Sugiyama

本書は著作権法上の保護を受けています。本書の一部または全部について（ソフトウェアおよびプログラムを含む）、株式会社 翔泳社から文書による許諾を得ずに、いかなる方法においても無断で複写、複製することは禁じられています。

本書へのお問い合わせについては、10ページに記載の内容をお読みください。

造本には細心の注意を払っておりますが、万一、乱丁（ページの順序違い）や落丁（ページの抜け）がございましたら、お取り替えいたします。03-5362-3705までご連絡ください。

ISBN978-4-7981-5490-9　　　　　　　　　　　　　　Printed in Japan